LE PETIT

DOCTEUR GALL

OU

L'ART DE CONNAITRE LES HOMMES

Par la Phrénologie

D'APRÈS LES SYSTÈMES DE GALL ET DE SPURZHEIM

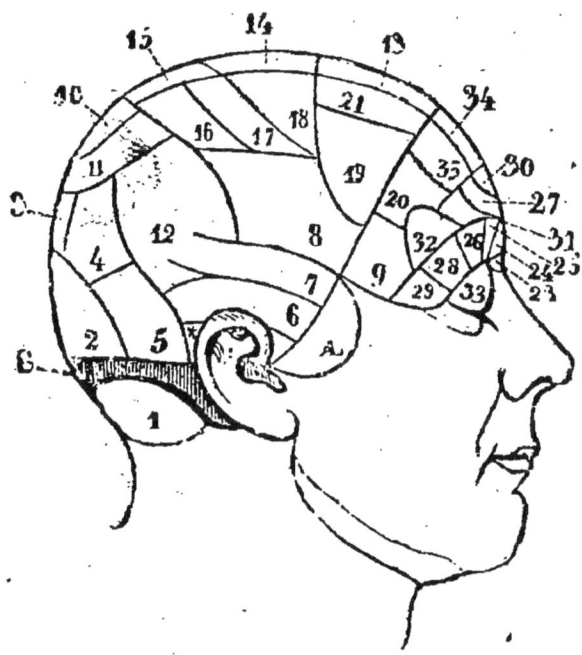

Système de Spurzheim.

PARIS

L. PASSARD, LIBRAIRE ÉDITEUR

7, RUE DES GRANDS-AUGUSTINS, 7

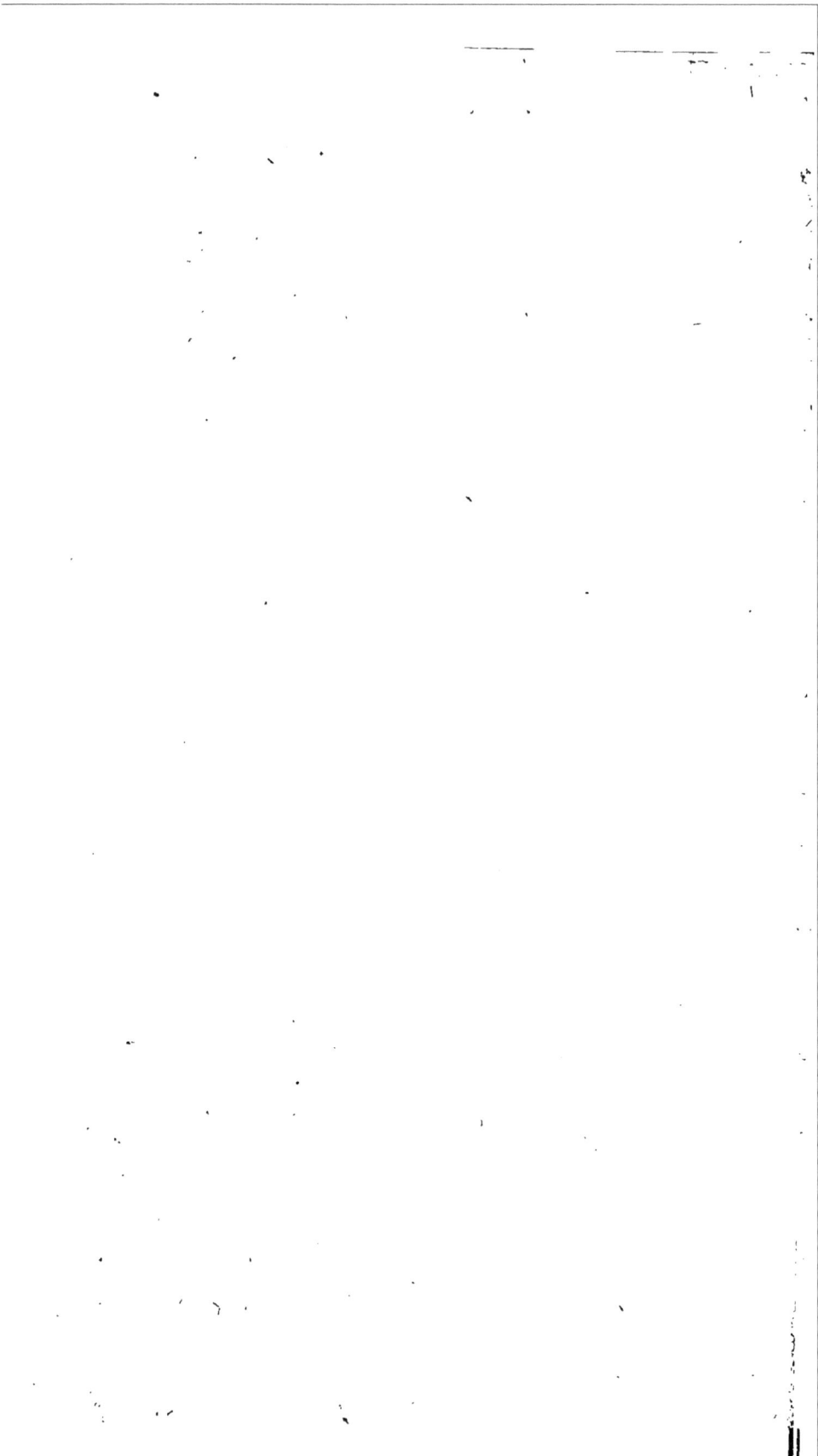

PETITE

BIBLIOTHÈQUE DU DESTIN

o——o

LE PETIT DOCTEUR GALL

Le petit Lavater français, ou les secrets de la physiognomonie, par Alexandre David. 1 vol. in-18 illustré..... 1 fr.

Le petit docteur Gall ou l'art de connaître les hommes, par la phrénologie, par le même. 1 vol. in-18 illustré... 1 fr.

Les deux volumes ci-dessus **réunis** en un seul. Prix.. 2 fr.

Les merveilles du magnétisme, par Johannès Trismégiste. 1 vol. in-18 illustré........................ 1 fr.

L'art de connaître l'avenir par les signes de la main, les horoscopes, les divinations anciennes, le marc de café, etc., par le même. 1 vol. in-18 illustré.................... 1 fr.

L'art d'expliquer les songes, avec des exemples tirés des prophètes, des images, de l'histoire et des oracles les plus célèbres de l'Orient, par le même. 1 vol. in-18........ 1 fr.

L'art de tirer les cartes françaises et les tarots ou livre de Thot, par le même. 1 vol. in-18, illustré...... 1 fr.

Le livre de Thot ou jeu de la princesse Tarot. Collection de 78 cartes égyptiennes; les seules dessinées d'après l'antique, renfermées dans un étui. Prix : figures noires......... 3 fr.

Le même, figures coloriées.................... 4 fr. 50 c.

Manuel du devin et du sorcier, par Nathaniel Moulth. 1 vol. in-32 illustré........................ 1 fr. 50 c.

Manuel illustré du jardinier, ou traité de la culture des plantes les plus remarquables de pleine terre, de serre tempérée et de serre chaude, par Ragonot-Godefroy. 1 v. in-18. 1 fr.

Manuel de la culture des plantes de serre chaude les plus remarquables par leurs fleurs, leurs feuilles ou leurs fruits, extrait de l'ouvrage ci-dessus. 1 vol. in-18. 50 c.

Manuel illustré de la culture, de la taille et de la greffe des arbres fruitiers, par Butret, Thouin, etc. Nouvelle édition, entièrement refondue par une société d'horticulteurs, précédée d'un traité de la circulation de la séve et accompagnée de 14 gravures sur bois, dessinées d'après nature par M. Boitard, ancien rédacteur du *Bon Jardinier.* 1 v. in-18, 1 fr.

Guide-Manuel des propriétaires et locataires de bâtiments et des entrepreneurs, constructeurs et maçons, par Louis Delanoue, 1 vol. in-18.................... 1 fr.

Guide-Manuel des propriétaires et fermiers de biens ruraux, et des domestiques, gens de travail et journaliers, avec ce qui concerne la chasse, la pêche, le drainage et les irrigations, ainsi que la vaine pâture, par Delanoue. 1 v. in-18. 1 fr.

Les deux volumes ci-dessus **réunis** en un seul...... 2 fr.

Imprimerie de Pillet fils aîné, rue des Grands-Augustins, 5.

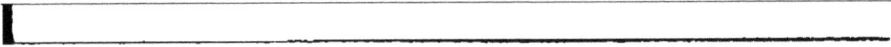

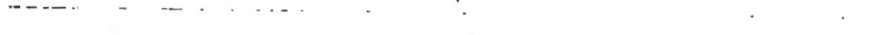

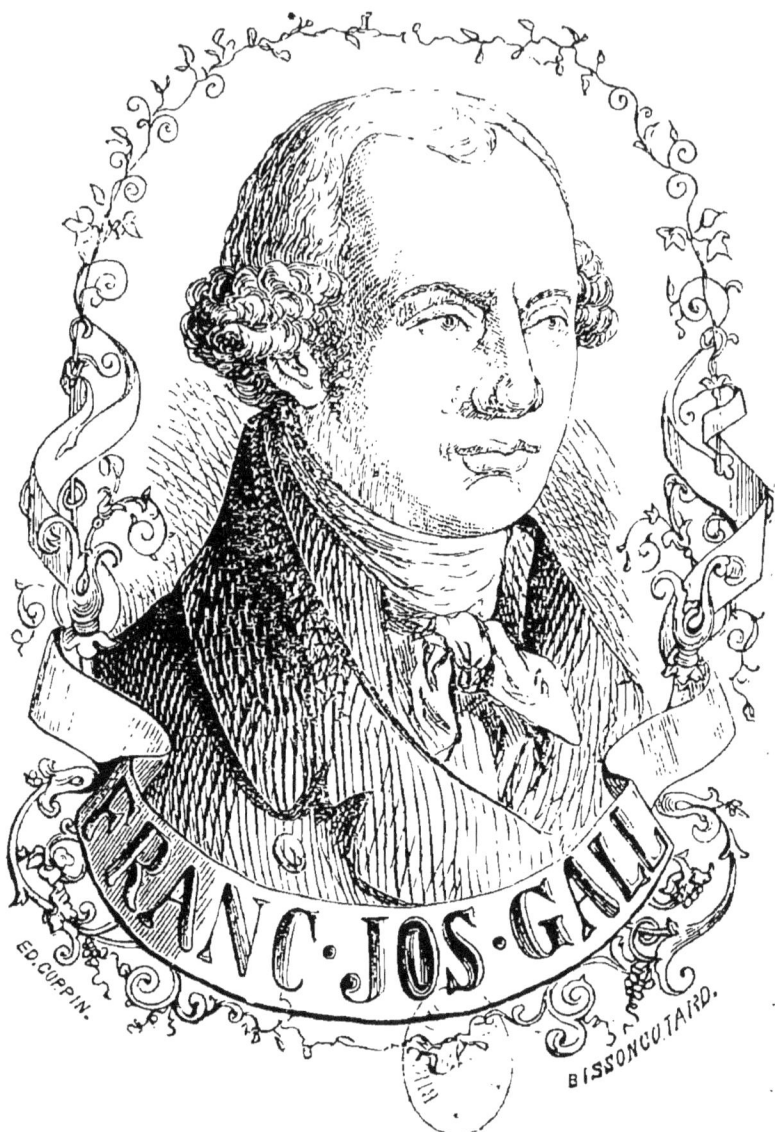

FRANC·JOS·GALL

ED.CUPPIN.

BISSONCUTARD.

LE PETIT
DOCTEUR GALL

OU

L'ART DE CONNAITRE LES HOMMES

PAR LA PHRÉNOLOGIE

D'APRÈS LES SYSTÈMES DE GALL ET DE SPURZHEIM

PAR

ALEXANDRE DAVID

ÉDITION ILLUSTRÉE DE VIGNETTES SUR BOIS

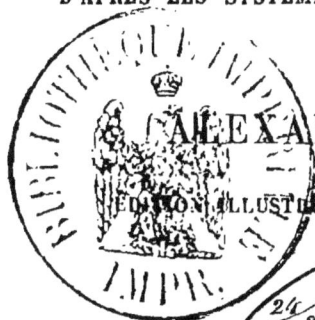

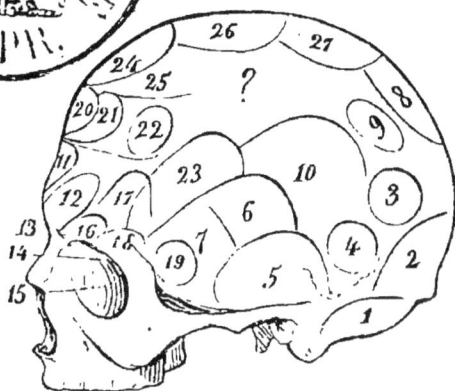

Système du docteur Gall

PARIS

PASSARD, LIBRAIRE-EDITEUR

7, RUE DES GRANDS-AUGUSTINS.

—

Réserve de tous droits d'après les traités.

1857

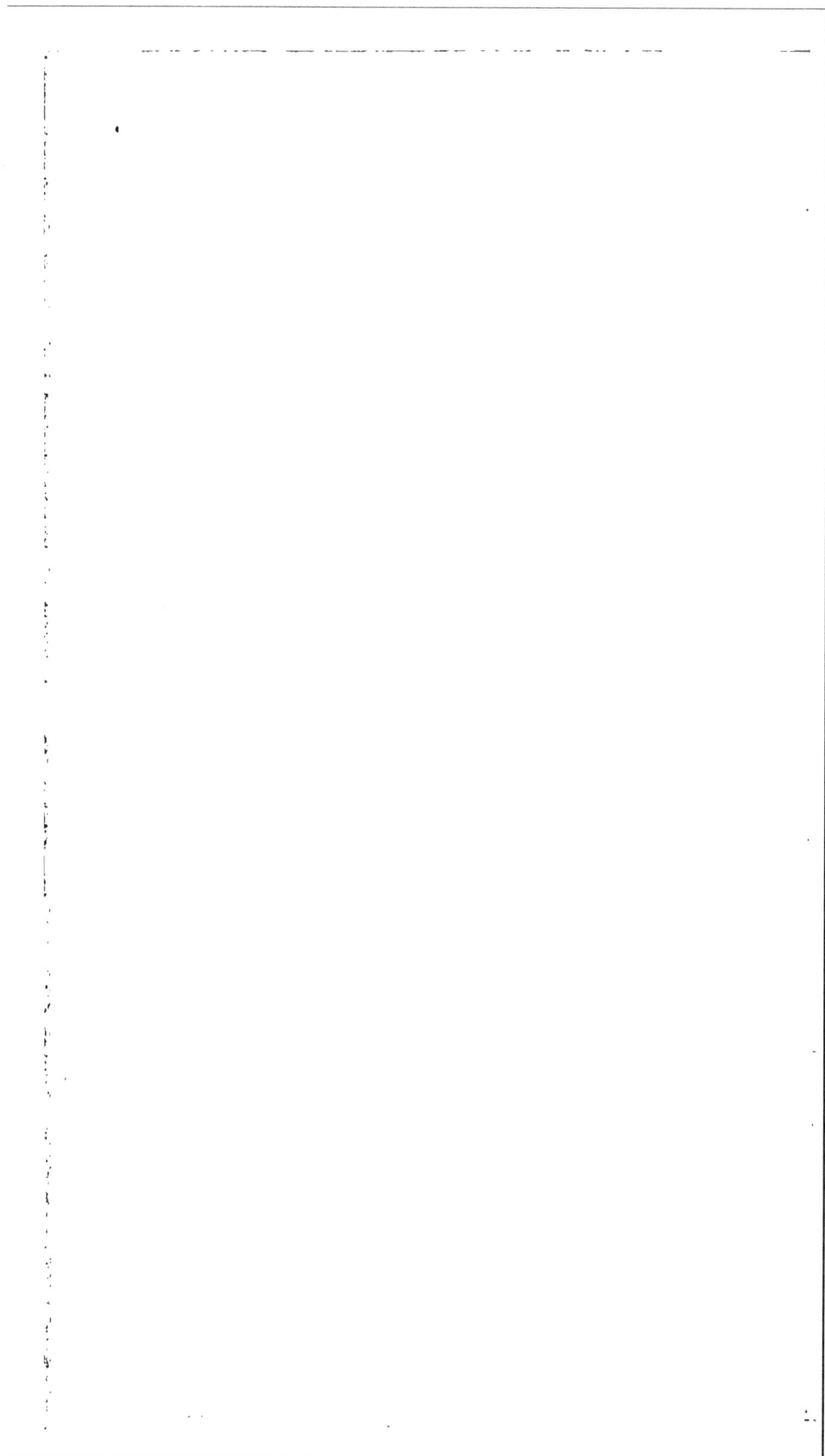

OBJET

ET

PLAN DU LIVRE

Toutes les nouvelles découvertes, dans les sciences ou
dans les arts, ont un sort commun. Elles commencent par
être mal écoutées, et par conséquent faussement interpré-
tées par le mauvais vouloir; l'ignorance entêtée les met
en doute jusqu'au moment où, suivant la belle expression
d'Evarus, on ait approché le flambeau assez près des aveu-
gles pour que, s'ils n'en voient pas la lumière, ils en sen-
tent la chaleur. La phrénologie a subi cette loi. Si elle a
eu des apôtres fervents, hommes éclairés et de progrès,
dont les noms inspirent le respect et l'admiration, les
détracteurs ne lui ont pas manqué. Parmi ces derniers,
pour la plupart antagonistes obscurs, on a compté cependant des hommes d'une valeur incontestable. Du reste,
ce fait n'appartient pas seulement à notre sujet; trop souvent, pour les choses graves et importantes, la parole
qui détourne la foule du nouveau sentier est une voix savante dont l'écho fait loi. C'est qu'hélas! plus que d'autres
peut-être, les savants sont sujets à une infirmité de notre
nature; chez eux l'amour de la vérité le cède à l'amour-
propre. Voir une nouvelle doctrine abattre d'un coup le
système auquel on a consacré toutes ses veilles, voilà qui
doit blesser singulièrement; retomber de la chaire sur les
bancs de l'école, cela se peut-il? Quelle que soit donc
cette doctrine, vérité ou paradoxe, il faut la combattre

aveuglément. La science, qui jusqu'alors a paru suffisante, fournira des armes bien trempées, d'autant plus dangereuses aux novateurs, et par suite nuisibles au public, que ceux qui les brandissent sont érudits et exercés.

On pense bien que dans ce petit livre notre intention n'est point de réfuter pied à pied les objections, — non pas celles de nos adversaires sans valeur, il suffit d'énoncer les premiers éléments de la science pour voir reculer leur ignorance, — mais les objections des savants et des écrivains sérieux. Ce travail, pour être compris des lecteurs à qui nous nous adressons, supposerait chez eux des études spéciales; il exigerait tout au moins de notre part un préambule qui, trop court, serait incomplet, conséquemment sans utilité; et qui, plus développé, dépasserait de beaucoup les limites que nous nous sommes imposées.

Ce que nous voulons, c'est détruire certains préjugés nés d'idées fausses, et amener la conviction dans les esprits; ensuite nous dirons quels importants problèmes la science est appelée à résoudre dans l'éducation et dans les arts. Tout le monde croit aux aérostats sans pour cela connaître les lois de la pesanteur spécifique des gaz sur lesquelles elle repose. Commençons donc par déterminer la foi en la phrénologie; un livre qui démontrera par la théorie les résultats acquis ne sera nécessaire que plus tard. Pour arriver à ce but, nous procéderons comme le philosophe de l'antiquité : il marcha pour prouver le mouvement; nous répondrons aux objections par des faits, car, ainsi que Montesquieu l'a fort bien dit, les faits sont les meilleures preuves : un fait est un raisonnement, plus une preuve.

LE PETIT

DOCTEUR GALL

I

HISTOIRE DE LA SCIENCE.

Les sciences ne sont pas de l'invention des hommes; elles existent, et ils en subissent les lois à leur insu, jusqu'à ce qu'un penseur soit amené, par une circonstance que le monde nomme le hasard, à observer une de leurs manifestations. Dès qu'il a trouvé le filon précieux, son intelligence le suit et met au grand jour les trésors cachés. Le mineur n'a pas créé le métal qu'il arrache à la terre; le savant non plus n'a point inventé qu'un et un égalent deux et que deux fois deux font quatre. Avant Galilée, la lampe suspendue à la voûte de la cathédrale de Pise n'avait-elle pas toujours suivi dans ses oscillations le mouvement qui amena le philosophe à établir la théorie du pendule? Que de pommiers ont secoué leurs branches jusqu'au jour où Newton a su interpréter la chute d'un fruit! L'histoire de la phrénologie présente le même caractère.

Fort jeune encore, Gall, dont l'esprit d'observation se manifestait déjà à un haut degré, fut conduit à faire sa première remarque. Plusieurs des camarades d'études sur lequels il l'emportait dans les compositions écrites le dépassaient dans les examens où la mémoire joue le premier rôle.

L'enfance du célèbre docteur fut assez nomade. Sixième fils des dix enfants d'un honnête marchand de Tiefenbrunn, village du grand-duché de Bade, il fut d'abord confié aux soins de son oncle, vénérable ecclésiastique qui lui donna les premières leçons. A Baden, ses études devinrent plus sérieuses; à Bruchsal, il termina ses humanités, puis il vint à Strasbourg où il reçut les leçons d'anatomie du célèbre professeur Hermann. Dans chacune de ces étapes sur le chemin de la science, le jeune homme éprouva le même sort; les élèves doués d'une mémoire heureuse lui enlevaient toujours la place que ses compositions lui avaient obtenue. Ce ne fut pas sans quelque étonnement qu'il aperçut que ces jeunes gens avaient tous un point commun de ressemblance : leurs yeux étaient gros et saillants.

Gall comprit que cette particularité ne pouvait être attribuée au hasard. Il en vint donc à réfléchir, que puisque la mémoire se manifestait par des signes antérieurs, il en devait être de même des autres facultés de l'entendement. Dès lors, il voua sa vie à ces travaux dont il entrevoyait les immenses résultats.

Cette première observation sur les yeux des personnes qui possèdent la faculté de la mémoire, fut la base de la doctrine phrénologique. Les exemples que nous citerons dans les chapitres suivants, en comparant les bustes laissés par les artistes consciencieux de l'antiquité avec les caractères, tracés par l'histoire, des personnages qu'ils représentent, serviront à démontrer que la phrénologie n'est point seulement un système, mais bien une science dont le docteur Gall fut le révélateur.

Suivre le docteur Gall dans l'accomplissement de son œuvre est un travail d'un puissant intérêt. Il se dégagea des divisions de l'école (1) pour rechercher les caractères fondamentaux des facultés de l'âme, et s'attacha aux distinctions que la société en a faites. Il compara donc entre elles les têtes des musiciens, celles des poëtes; il examina et moula, autant qu'il le put, les crânes des hommes doués d'un talent ou d'une faculté remarquable. Rien ne l'arrêta ; on lui ouvrit les portes les prisons et des bagnes ; les têtes des suppliciés

(1) L'école philosophique n'admettait jusque-là que quatre facultés : la *mémoire*, le *jugement*, l'*imagination* et la *réflexion*.

lui furent remises. Les hôpitaux d'aliénés présen-
tèrent encore un vaste champ à ses études. Pour
confirmer ses observations, il réunit souvent des
gens du peuple. La bonhomie avec laquelle il
es recevait, et la façon large dont il les traitait
les mettaient tellement à leur aise, qu'ils n'avaient
plus de secrets pour lui ; *in vino veritas*, dit un
vieil adage latin ; ils s'accusaient alors mutuelle-
ment de leurs penchants devant l'amphitryon qui
faisait servir leur abandon au profit de la science.

Gall a laissé le récit de ses premiers travaux ;
lorsque nous en viendrons au chapitre des faits,
nous lui emprunterons plusieurs anecdotes cu-
rieuses consignées dans ses Mémoires.

Après avoir multiplié les essais, le philosophe,
fort de ses recherches, et déjà riche d'expérimentations, ouvrit un cours à Vienne, en 1796. Ses
leçons furent suivies par un grand nombre d'élèves, parmi lesquels se distingua Spurzheim, qui
devint plus tard son collaborateur et l'un des
plus zélés propagateurs de la doctrine phrénologique. Bientôt il dut suspendre ses leçons et
quitter Vienne. L'autorité autrichienne l'accusa
de matérialisme.

(Ce reproche a été bien souvent ramassé ; il
n'est pas jusqu'à Napoléon, qui, s'effrayant de
toute idée nouvelle, ne l'ait jeté à la tête de Gall.
Comme il n'y a qu'un mot à dire pour faire éva-
nouir cette accusation, nous lui donnons place ici
avant de passer outre.

— Niez-vous le libre arbitre quand votre bras se
refuse à remuer un poids que votre volonté lui

commande de soulever? Evidemment non. Eh bien ! la phrénologie démontre que le système des acultés de l'intelligence, dont la condition matérielle est le cerveau, se trouve semblable au système musculaire exécutant les mouvements du corps ; elle dit que si, par exemple, l'organe de la mémoire des mots est faiblement prononcé chez une personne, cette personne aura plus de difficulté qu'une autre à retenir une leçon. D'ailleurs, elle admet une gymnastique cérébrale propre à développer les facultés intellectuelles; et elle prouve, qu'ainsi que le bras, avec un exercice souvent repété, acquiert une force plus grande, de même la mémoire, avec un exercice répété, finit par retenir tous les mots. Il s'ensuit donc que l'objection de matérialisme demeure sans fondement.)

Malgré l'interdit lancé par la cour de Vienne, le professeur était devenu célèbre. Son cours avait eu du retentissement. Le voyage qu'il entreprit à travers l'Allemagne fut presque un triomphe. Les rois, les savants et les artistes lui demandaient l'initiation à la science, et l'aidaient à compléter sa collection.

Paris, ce grand océan vers lequel affluent toutes les hautes intelligences, attendait Gall depuis longtemps. Il y commença, en 1807, un cours à l'Athénée où il retrouva la même foule qu'en Allemagne. Mais à Paris comme à Vienne, une opposition puissante s'éleva contre lui. Malgré l'opinion de Corvisart et de Larrey qu'on comptait parmi ses admirateurs, le pouvoir impérial, nous l'avons mentionné plus haut, fit la guerre au professeur allemand avec l'arme dangereuse de la raillerie. Gall s'en émut peu ; il se contenta de publier ses ouvrages, avec lesquels, aux yeux des savants, il réfutait victorieusement l'opposition qui lui était faite.

En 1819, il voulut faire de la France sa patrie adoptive. Une ordonnance royale lui octroya des lettres de naturalisation. On lui conseilla alors de

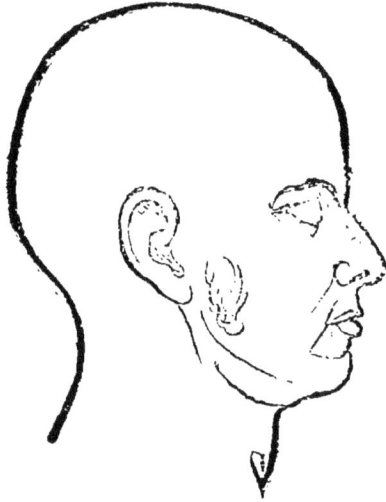

se présenter à l'Académie des sciences, mais il y échoua. Cet échec qui lui fut fort sensible, et l'état de ses affaires que les dépenses nécessitées par les recherches philosophiques avaient dérangées, l'engagèrent à aller professer en Angleterre. Ses espérances, de ce côté, furent encore déçues. Ce n'était pas à lui qu'il était donné de poser les fondements de la phrénologie dans la Grande-

Bretagne. Il revint donc à Paris où **il reprit ses** cours, et acheva la publication de son dernier ouvrage. Enfin, le 22 août 1828, il succomba à **une** longue et douloureuse maladie.

Son crâne, d'après ses dernières volontés, vint compléter la collection craniologique à laquelle **il** avait donné tous ses soins, et dont le **Muséum** d'histoire naturelle a fait l'acquisition.

Tandis que Gall luttait ainsi en France, Spurzheim, que nous avons vu, au cours de Vienne, disciple fervent du maître, après avoir suivi et aidé le professeur dans ses travaux, se sépara de lui pour aller prêcher sa doctrine dans d'autres pays.

Vers 1814, Londres l'accueillit avec estime ; Edimbourg, le centre des lumières des trois royaumes, était cependant loin d'adopter son système. Quelques articles violents et même injurieux, publiés dans la *Revue d'Edimbourg* par le docteur Gordon, donnèrent à Spurzheim l'occasion d'une réfutation où l'avantage resta tout entier au phrénologiste. Il se rendit en Ecosse ; là, dans l'amphithéâtre même de l'auteur, et la *Revue* à la main, il opposa des faits convaincants aux assertions de l'article, et les détruisit complétement. Ce succès, obtenu devant un public nombreux, ébranla les doutes et attira définitivement l'attention des hommes sérieux sur la science. Dès lors on commença à tenter l'application de la phrénologie.

Le professeur retourna en France. En 1824, il ouvrit un cours que le gouvernement d'alors, cédant aux mesquines passions de la coterie défendit aussitôt. Londres le rappela en 1825; l'enthousiasme s'empara des savants anglais, et les progrès de la phrénologie furent tels que Spurzheim s'en étonna lui-même. « Le docteur Gall et moi, » dit-il un jour dans un banquet que lui donna la société phrénologique d'Edimbourg, « nous avons souvent causé de l'admission « future de nos doctrines. Bien que nous eussions « pleine confiance dans les lois invariables du « Créateur, cependant nous n'avions jamais es- « péré de les voir, durant notre vie, aussi géné- « ralement admises qu'elles le sont aujourd'hui. »

En 1832, il partit pour l'Amérique. Sa doctrine, qu'il exposa aux États-Unis, y fut accueillie de la manière la plus favorable. Mais ses efforts et son zèle, que le succès et les résultats obtenus augmentaient chaque jour, altérèrent sa santé ; le climat, dont les variations sont si fatales aux Européens, y joignit une fâcheuse influence. Il tomba malade à Boston, et y mourut bientôt après, le 10 novembre 1832, à l'âge de cinquante-six ans.

Comme Gall, Spurzheim voulut que son crâne fournit une nouvelle preuve de sa doctrine ; des copies en plâtre en furent envoyées à toutes les sociétés phrénologiques.

Les travaux de Spurzheim sont extrêmement remarquables ; ils ont fait faire d'immenses progrès à la science. C'est à lui qu'on doit la division philosophique des facultés de l'homme en trois groupes, que nous ferons connaître dans un chapitre suivant. Il a aussi rectifié la nomenclature de Gall, dont certains points vicieux furent, à bon droit, critiqués et réfutés. Gall avait confondu les penchants naturels avec les manifestations qui en résultent, et qui reçoivent de la société telle ou telle qualification. Il admit ainsi un *organe du vol*, tandis que cette tendance n'est qu'un abus de l'instinct, dont tout homme est doué, du désir d'acquérir ; instinct qui, bien dirigé, ne donne que d'heureux résultats. On conçoit que cette manière de philosopher, qui signalait l'abus d'une faculté pour la faculté elle-même, admettait chez l'homme des facultés fatalement mauvaises et devait éloigner de la doctrine phrénologique. Il était nécessaire de débarrasser la science de ces défectuosités ; ce fut l'œuvre de Spurzheim.

Après la mort de Gall et de Spurzheim, la phrénologie n'est pas restée sans interprète ; elle a déjà même reçu des applications nombreuses. L'Angleterre, qui a pris l'initiative, possède plusieurs sociétés phrénologiques ; grâce au zèle éclairé de MM. Combe et Deville, elles font marcher rapidement la science. A Paris, les esprits élevés ne sont pas restés indifférents ; ils n'ont point manqué à la phrénologie. Les leçons du docteur Broussais, qui a laissé un si grand nom dans la médecine, sont encore présentes à la mémoire de ses auditeurs. Le musée de M. Dumoutier, composé de près de douze cents pièces, celui de M. Vimont, dont les recherches ont complété les observations relatives aux animaux commencées par Gall et Spurzheim, ont facilité son étude.

Enfin les travaux de MM. Fossati, Voisin, Bouillaud, Cas, Broussais, et ceux de la société phrénologique de Paris, ont aussi donné à la science une direction d'une utilité pratique.

L'éducation y a puisé des données, et la médecine lui doit aujourd'hui plus d'une cure. Le docteur Ferrus, inspecteur général des maisons d'aliénés, l'employait à Bicêtre dans le traitement des malades confiés à ses soins. Quelquefois encore la justice lui a demandé le secours de ses lumières pour pénétrer le secret de plus d'une affaire criminelle ; elle lui devra plus tard la réforme demandée depuis si longtemps dans le système pénitentiaire. La parole grave d'un magistrat s'est déjà fait entendre devant la Cour de cassation, pour éveiller à ce sujet l'attention des législateurs.

Mais nous devons ici nous contenter de mentionner les faits afin de ne pas sortir des limites de ce chapitre, qui ne doit être qu'un aperçu de l'histoire de la phrénologie ; nous les détaillerons plus loin et plus au long. Ce que nous voulons seulement chercher à bien faire comprendre, c'est qu'une doctrine, dont l'apparition a causé une aussi grande sensation, qui a vaincu l'incrédulité, et qui compte parmi ses adeptes les noms des savants et des praticiens les plus célèbres ; qu'une doctrine dont les applications tentées jusqu'à ce jour, sur une petite échelle encore, il est vrai, mais sur toutes les branches de la civilisation, ont obtenu un succès éclatant et complet ; qu'une doctrine enfin qui tend à être universelle, est véritablement une science à laquelle on ne doit point rester étranger, et dont la propagation devient un devoir pour tous les hommes préoccupés de l'avenir et du bonheur de la société.

II

QUELQUES MOTS SUR LE CRANE ET LE CERVEAU.

Afin que nos lecteurs puissent suivre plus facilement les faits que nous .eur exposerons, nous allons consacrer ce chapitre à a description aussi claire et aussi concise que possible du cerveau et du crâne, en tant que la connaissance en est indispensable pour l'étude de la phrénologie.

Beaucoup de personnes croient que c'est par ses recherches anatomiques que Gall est arrivé à la découverte des fonctions du cerveau ; il n'en est rien. Pour tous les organes, la connaissance de leurs fonctions a toujours précédé l'étude de leur structure, et le cerveau n'a pas échappé à cette loi générale; aussi est-ce un axiome en physiologie que la dissection ne saurait nous apprendre les usages des parties : l'aspect du nerf optique ou du nerf auditif n'a pu nous révéler qu'ils sont organisés, l'un pour percevoir la lumière, l'autre les sons. L'observation seule nous a appris que l'œil est destiné à la vision, comme l'oreille à l'audition, et que les nerfs qui se rendent à ces

organes sont la condition principale de leur faculté sensoriale. De même pour les circonvolutions cérébrales : c'est par l'induction et par l'observation que le docteur Gall est arrivé à reconnaître qu'elles sont le siége des facultés et des
instincts. C'est en comparant, chez un grand nombre d'individus, les manifestations de la pensée
avec le développement du cerveau ou du crâne
qui le représente au dehors, qu'il édifia son admirable système. Nous n'aurons donc pas à nous
étendre beaucoup sur l'étude anatomique du
cerveau.

La forme générale de la tête est donnée par
celle des parties osseuses surtout, pour la partie

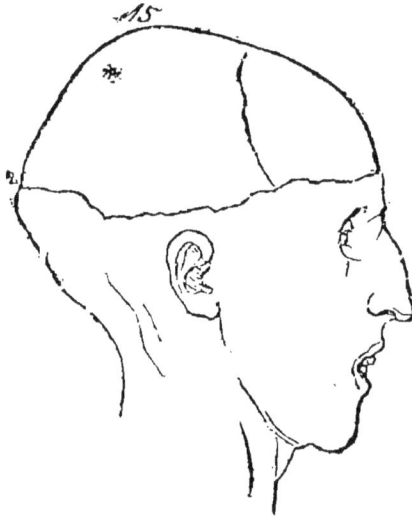

supérieure où le crâne est recouvert seulement
d'une simple couche de peau qu'on désigne sous
le nom de téguments du crâne ou cuir chevelu,
ainsi qu'on le voit sur cette tête.

Dans le langage habituel, l'expression de *crâne* a une trop grande étendue, puisqu'on s'en sert généralement pour désigner toute la charpente osseuse de la tête.

La *charpente osseuse de la tête* se compose de deux parties bien distinctes : l'une, placée à la

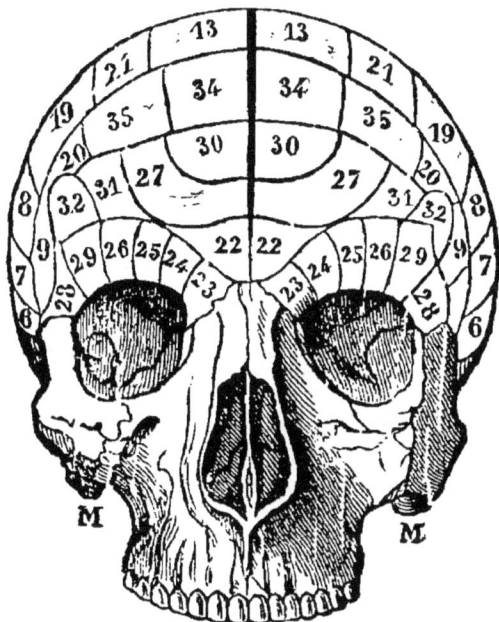

partie inférieure, est destinée à recéler et protéger les principaux organes des sens, comme les cavités des orbites, les fosses nasales, etc. : c'est *la face.*

L'autre, et celle-là seule occupe le phrénologiste, renferme le cerveau : c'est le *crâne.* Sur cette figure, toute la partie cranienne est indiquée par la division des organes.

Cette portion se compose de huit pièces osseuses auxquelles la science a donné des noms. Pour que le lecteur puisse les distinguer et bien comprendre leur forme individuelle, ainsi que la manière dont chacune d'elles concourt à la formation de cette partie du squelette humain, nous donnons un dessin où elles se trouvent isolées les unes des autres.

Le *frontal* ou *coronal* A occupe toute la partie antérieure et constitue le front.

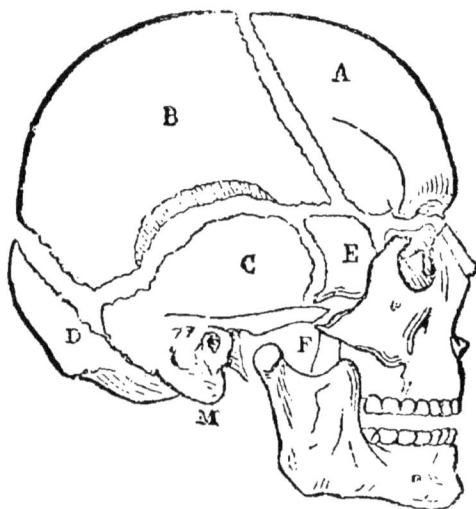

Il se recourbe à sa partie inférieure pour former la voûte des orbites, laissant à sa base une échancrure assez large qui reçoit un petit os, placé au-dessous, appelé *ethmoïde*.

En haut, le coronal s'étend jusque vers le milieu de la partie supérieure où il se joint aux *pariétaux* B, situés de chaque côté du crâne dont ils constituent les parois latérales supérieures : la forme en est quadrilatère. Du frontal, ces os s'étendent à l'*occipital* D.

Les *temporaux* C sont situés au-dessous des pariétaux; ils sont très-irréguliers dans leur forme, et présentent à leur face interne une éminence pyramidale, le *rocher*, dans l'intérieur duquel se trouve l'organe de l'ouïe.

La face externe de ces temporaux offre deux saillies osseuses, la branche *zygomatique* F et l'*apophyse mastoïde* M, que l'on regarde quelquefois, mais à tort, comme les développements d'un organe du cerveau, tandis qu'elles servent seulement de point d'attache à certains muscles.

L'*occipital* D, placé à la partie postérieure inférieure du crâne, présente la forme d'un losange recourbé sur lui-même.

La partie inférieure présente un large trou qui donne passage à la moelle épinière.

Enfin la base du crâne est complétée par le *sphénoïde* E, os multiforme, tirant son nom d'un mot grec, σφην, qui signifie *coin*, parce qu'il se trouve enclavé dans les os de la tête comme un coin dans une pièce de bois. Cet os, ainsi que l'ethmoïde, par leur situation profonde, se soustraient en partie à l'examen.

Ces os s'engrènent les uns dans les autres, formant ainsi les sutures qui se dessinent en lignes irrégulières à la surface. Ces os, que la plupart des anatomistes décrivent avec beaucoup de soin comme ayant toujours la même configuration, présentent des différences d'étendue et de forme en proportion du développement des parties cérébrales qu'elles recouvrent. Ainsi, chez les idiots, où le développement cérébral a été arrêté, la mutilation organique portant principalement sur la partie antérieure, le frontal est plus petit que dans l'état normal.

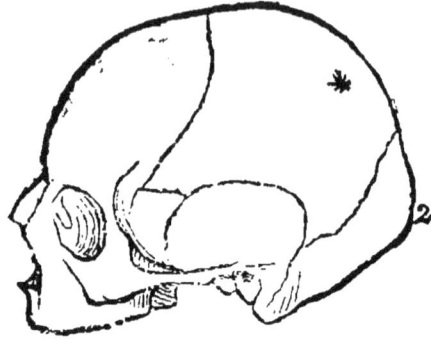

Ceci nous amène à l'histoire du *développement du crâne* qui est un des points les plus importants de notre étude ; car la cranioscopie, c'est-à-dire l'induction de la forme du cerveau d'après celle du crâne, n'a de valeur qu'autant qu'il sera démontré que le cerveau commande la forme de l'enveloppe osseuse. Bien que ce soit un fait, il a besoin d'être prouvé, car, au premier aspect, il semble plus vraisemblable que le cerveau, qui est mou et pulpeux, prenne la forme du crâne, lequel est dur et résistant, plutôt que de lui donner la sienne.

Si nous remontons aux premières évolutions de l'être dans le sein de sa mère, nous voyons, ainsi que Gall l'a observé, que, pendant les six premières semaines, le cerveau existe avant qu'il y ait aucune partie osseuse ; cependant cet organe est déjà revêtu de ses diverses enveloppes, mais celle qui doit plus tard constituer le crâne est, à cette époque, une membrane cartilagineuse molle, flexible et d'une ténuité extrême, qui se moule avec les autres membranes sur le cerveau, et représente exactement sa forme extérieure.

A partir de la huitième semaine commence l'ossification de cette membrane cartilagineuse. Le dépôt de la matière calcaire ayant lieu dans l'épaisseur du tissu de cette membrane, qui elle-même est moulée sur le cerveau qu'elle enveloppe, il est évident que les différentes formes de tête que présentent les enfants en naissant sont le résultat de la forme différente de leur cerveau.

Une fois l'ossification terminée, les changements successifs observés sur le crâne aux divers âges de la vie sont dus à une autre cause. Toutes les parties de notre corps sont sans cesse composées et décomposées ; la matière qui en fait la base aujourd'hui est rejetée au dehors par les excrétions, tandis qu'une autre matière, que l'alimentation fournit, vient la remplacer. Le cerveau et le crâne offrent cette composition et cette décomposition comme tous les autres organes du corps ; et par suite de l'harmonie que la nature a voulu établir entre ces deux parties, le cerveau, à toutes les époques et dans toutes les circonstances, commande les directions nouvelles dans lesquelles la nutrition du crâne doit se faire : de même que, dans le principe, il avait commandé son ossification primitive. Le cerveau, devenant d'une dimension plus grande, force l'ossification du crâne à se faire sur de plus grands contours, soit sur la totalité, soit en des endroits particuliers.

Les cas d'hydrocéphalie prouvent la facilité

avec laquelle le tissu osseux, malgré sa dureté, cède à la compression des parties molles qu'il doit protéger. Dans ces affections, le cerveau, on le sait, est distendu par un amas d'eau accumulée dans les cavités cérébrales; non-seulement le crâne participe à cette extension générale, mais la surface interne nous présente encore des vestiges d'éminences et de dépressions d'autant plus faibles que le déplissement des circonvolutions est plus complet.

Arrivons actuellement à quelques notions générales sur la configuration du cerveau.

On divise la masse cérébrale en deux parties principales : l'une supérieure, formant la plus grande partie de la masse, c'est le *cerveau* proprement dit ; l'autre inférieure, beaucoup plus petite, c'est le *cervelet* B.

Dans l'état normal, le cerveau *f e* remplit exactement la cavité du crâne, comme on le voit dans la figure, où une moitié de la boîte osseuse a été enlevée. Les replis nombreux et irréguliers sont les *circonvolutions cérébrales*, séparées les unes des autres par des sillons plus ou moins profonds, appelés *anfractuosités*.

Le cerveau est partagé dans toute sa longueur par une fente qu'on nomme *grande scissure médiane*.

Les deux parties semblables, l'une *droite*, l'autre *gauche*, qui en résultent, ont été improprement appelées *hémisphères*, puisque leur forme est celle d'un quart d'ovoïde. Galien les désignait sous les noms de *cerveau droit* et *cerveau gauche*. Cette dénomination, beaucoup plus physiologique, devrait être adoptée surtout par les phrénologistes. Une grande scissure divise le cerveau dans toute sa

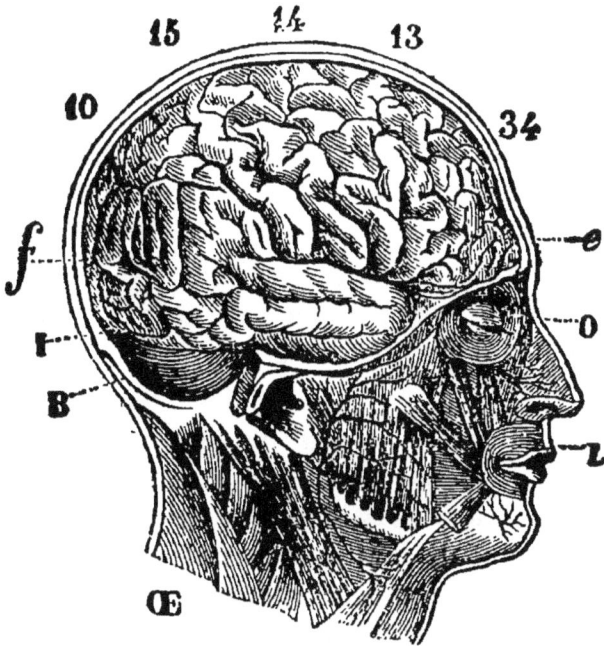

hauteur ; seulement, en avant et en arrière, à la partie moyenne, elle est arrêtée par le corps calleux désigné par Gall sous le nom de *grande commissure du cerveau.*

Le cervelet B est composé également de deux parties semblables ; il est logé dans la fosse occipitale, comme on le voit dans la figure ci-dessus ; les sillons que présente la face externe sont très-rapprochés et non tortueux comme dans le cerveau, de sorte qu'il en résulte des *feuillets* ou *lames* au lieu de circonvolutions qui appartiennent aux hémisphères cérébraux. Il y a deux cerveaux et deux cervelets, comme il y a deux moel-

les épinières. « Galien qui se demande pourquoi,
dit M. Cruveilher, répond que par là les facultés
cérébrales sont mieux assurées. » Nous pouvons
ajouter aujourd'hui que chaque faculté a deux
organes qui se trouvent placés des deux côtés de
la tête.

Puisque le cerveau commande la forme du
crâne, il est presque inutile d'énoncer que cet
organe remplit exactement toute la cavité de la
boîte osseuse. La simple inspection de cette figure
ne doit laisser aucun doute à cet égard.

En nous donnant la section du crâne, cette
figure nous montre encore les deux *lames* ou *tables*,
l'une externe et l'autre interne, dont cette portion
de la charpente osseuse de la tête se trouve composée. Cette particularité de la structure du crâne
est un point important ; car certains anatomistes,
instruits par l'étude des faits que nous avons rap-
portés, tout en accordant que la forme du crâne
permet de préjuger celle du cerveau, ont nié
cependant qu'on pût déterminer le développement
des diverses parties cérébrales par le développement proportionnel des portions du crâne qui les
recouvre, et cela avec assez d'exactitude pour
porter des jugements aussi précis que le prétend
la cranioscopie, à cause du manque de parallélisme
exact des deux tables, séparées qu'elles sont entre
elles par une substance spongieuse appelée *diploé*.

Je ne relèverais même point cette objection si
elle n'avait pour cause une erreur assez générale :
beaucoup de personnes croient qu'il est indispen-
able, dans l'examen d'une tête, d'apprécier les

moindres différences de surface, et que le développement d'un organe est seulement déterminé par le *degré de saillie* qu'il donne à l'extérieur de la tête.

Il est aujourd'hui démontré que les organes

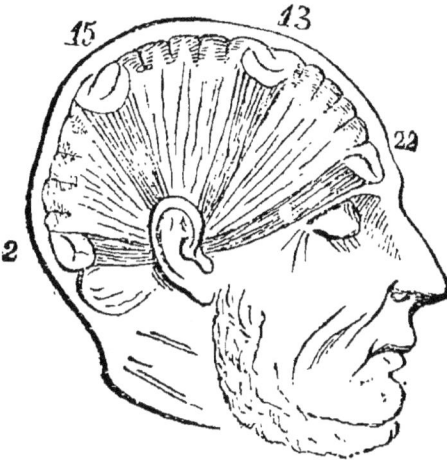

cérébraux ne sont pas constitués seulement par les circonvolutions, mais encore qu'il faut, pour apprécier d'une manière exacte leur volume, tenir compte de la longueur des fibres qui viennent former ces replis par leur épanouissement ; que chacun des organes doit être considéré comme un *cône* dont la base est à la périphérie de la tête, 22, 13, 15 et 2, et qui a son sommet aux éminences pyramidales, point d'irradiation des fibres.

Maintenant que nous avons prouvé les relations qui existent entre le cerveau et le crâne, donnons, avant de raconter les exemples qui ont permis à Gall de localiser les facultés, le résultat topographique auquel il est arrivé.

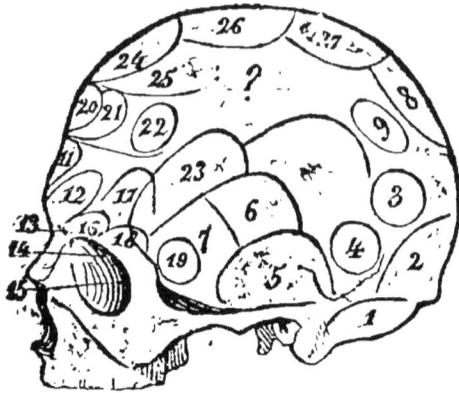

SYSTÈME DU DOCTEUR GALL.

1 Amour physique. 2 Amour de la progéniture. 3 Attachement, amitié. 4 Instinct de la défense de soi-même. 5 Instinct carnassier, penchant au meurtre. 6 Ruse, finesse, savoir-faire. 7 Sentiment de la propriété, instinct de faire des provisions, penchant au vol. 8 Orgueil. fierté, amour de l'autorité. 9 Vanité, ambition, amour de la gloire. 10 Circonspection, prévoyance. 11 Mémoire des choses, éducabilité. 12 Sens des localités, sens des rapports de l'espace. 13 Mémoire des personnes. 14 Mémoire des mots. 15 Sens du langage, talent de la philologie. 16 Sens des rapports des couleurs, talent de la peinture. 17 Sens des rapports des tons, talent de la musique. 18 Sens des rapports des nombres. 19 Sens de mécanique, sens de construction, talent de l'architecture. 20 Sagacité comparative. 21 Esprit métaphysique, profondeur d'esprit. 22 Esprit caustique, esprit de saillie. 23 Talent poétique. 24 Bonté, bienveillance. 25 Faculté d'imitation mimique, amour du merveilleux. 26 Théosophie. 27 Fermeté, persévérance, opiniâtreté.

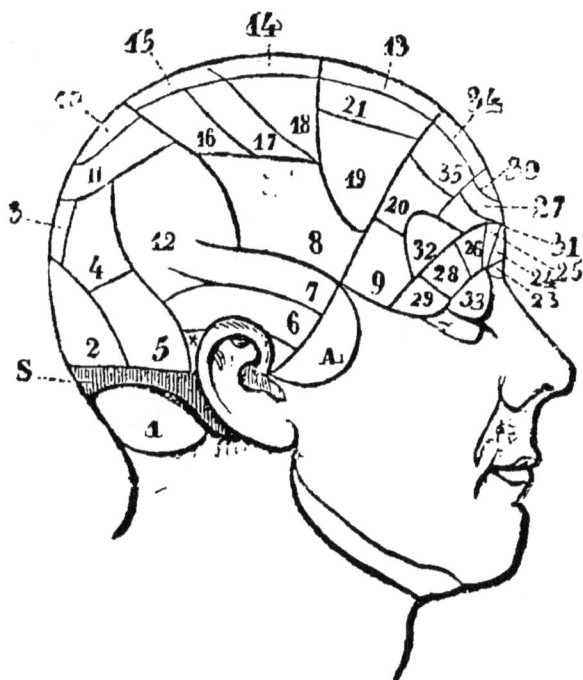

SYSTÈME DU DOCTEUR SPURZHEIM.

PENCHANTS. 1 Amativité. 2 Philogéniture. 3 Habitativité. 4 Affectionnivité. 5 Combativité. 6 Destructivité. 7 Secrétivité. 8 Acquisivité. 9 Constructivité. — SENTIMENTS. 10 Estime de soi. 11 Approbativité. 12 Circonspection. 13 Bienveillance. 14 Vénération. 15 Fermeté. 16 Justice. 17 Espérance. 18 Merveillosité. 19 Idéalité. 20 Causticité. 21 Imitation. — FACULTÉS INTELLECTUELLES PERCEPTIVES. 22 Individualité. 23 Configuration. 24 Etendue. 25 Pesanteur. 26 Coloris. 27 Localité. 28 Calcul. 29 Ordre. 30 Eventualité. 31 Temps. 32 Tons. 33 langage. — FACULTÉS INTELLECTUELLES REFLECTIVES. 34 Comparaison. 35 Causalité.

Le docteur Gall n'a pu expérimenter assez sur la portion du crâne que nous avons indiquée dans notre figure par un point d'interrogation, pour localiser les organes qui viennent s'y traduire. Il était donné à Spurzheim de compléter la tâche du maître.

La figure de la page 23 représente la topographie de la tête d'après le système phrénologique du docteur Spurzheim.

Ces deux tracés différents de la tête constituent une des grandes objections opposées à la science. Ils ne sont cependant point contradictoires. En y prêtant un peu d'attention, on comprend que la portion des organes communs aux deux nomenclatures est absolument la même. La différence n'existe que dans le tracé. On ignore généralement que c'est l'étude de la direction des parties extérieures du cerveau qui a porté Spurzheim à circonscrire d'une autre façon les organes découverts par Gall.

Cette dernière topographie du docteur Spurzheim est devenue la topographie classique, c'est-à-dire la seule dont l'enseignement de la science s'occupe. Selon nous, c'est un tort. En se contentant de donner la forme élémentaire des organes, Spurzheim a ravi à la cranioscopie la certitude d'investigation, car Gall a démontré qu'un organe, lorsqu'il est prononcé, a non-seulement une forme autre et particulière, mais qu'il se représente toujours sur cette même forme.

Aussi dans son tracé de la tête, donne-t-il avec la position des organes la forme qui leur est propre. On conçoit alors que dans bien des cas il a fallu un dessin isolé pour apprécier convenablement la forme cranienne d'une faculté. C'est en quoi consiste l'œuvre de Gall, la précieuse collection dont nous avons parlé, que nous engageons le lecteur à aller visiter au jardin des Plantes, et qui va nous servir dans la démonstration du système.

III

MUSEE DE GALL.

Le gouvernement, à la mort de Gall, a fait, moyennant une rente viagère bien modique à sa veuve, l'acquisition de la collection craniologique à laquelle l'illustre docteur avait consacré sa fortune, ses veilles et sa vie.

On l'a placée dans une des salles du cabinet d'anatomie comparée.

Notre but, en introduisant le lecteur au musée de Gall, est de lui donner, en même temps que la localisation des organes sur le crâne, les preuves à l'appui de la doctrine ; toutes les têtes rangées dans les armoires étant celles qui ont servi à Gall dans les observations qu'il a faites pour établir son système. Nous nous permettrons cependant de déranger l'ordre qu'on a donné à ces bustes et à ces crânes ; nous suivrons dans la description des organes la nomenclature de Gall lui-même, en prenant soin de rappeler les numéros des pièces que nous citerons ; numéros tracés, ainsi que les annotations qui les accompagnent, de la main même du père de la science phrénologique.

§ 1ᵉʳ. — AMOUR PHYSIQUE.

SYNONYMIE. Instinct de la génération ou de la propagation, penchant vénérien. (*Amativité*, 1. SPURZHEIM.)

SITUATION. L'organe de ce penchant est le cervelet; il se traduit à l'extérieur par la largeur et le renflement de la nuque.

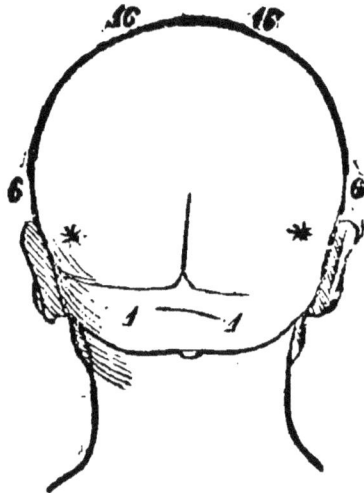

Le crâne inscrit sous le n° 168 est celui d'un *maitre de langues* d'un tempérament très-lubrique. Gall l'offrait comme un développement remarquable de l'organe de l'amour physique. Par opposition, il le comparait toujours au crâne n° 206 d'un médecin nommé *Hett* qu'il avait connu particulièrement. Gall attribuait au trop faible développement du cervelet, l'antipathie que Hett manifestait pour les femmes. Cette répugnance était si prononcée, qu'il le vit un jour changer de couleur et presque se trouver mal, parce qu'une dame avait voulu l'embrasser.

Le n° 193 présente la base du crâne d'une *marchande de modes* fort galante.

§ 2. — AMOUR DES PARENTS POUR LES ENFANTS.

SYN. Amour de la progéniture, organe de la maternité; piété maternelle et filiale. (*Philogéniture*, 2. SPURZ.)

SIT. Cet organe est placé immédiatement au-dessus du précédent. Lorsqu'il est très-développé, il en résulte un renflement qui fait saillie sur les bosses occipitales inférieures, et donne à la tête la forme allongée caractérisant spécialement celle des femmes.

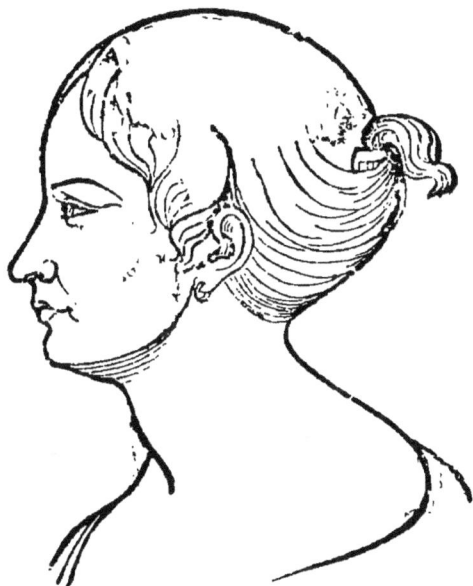

Le crâne qui porte le n° 166 est celui d'une *jeune fille*. Gall faisait voir cette tête pour montrer combien, dès cette époque de la vie, l'organe de la progéniture est plus développé chez les filles. C'est à cette disposition qu'elles doivent de s'occuper passionnément de poupées, de se montrer plus attentives à tout ce qui tient aux enfants et à l'intérieur de la famille. La jeune fille à laquelle le crâne a appartenu était très-tendre pour son jeune frère encore au berceau. Les lobes antérieurs du cerveau présentent, comme cela a lieu ordinairement, un développement moindre que celui qu'on observe chez les garçons du même âge.

Le buste de *l'abbé Gaultier*, qui a voué sa vie à l'éducation des enfants, présente un beau développement de cet organe (n° 2).

Nous pensons que ce sentiment remonte des enfants aux parents et produit la piété filiale. Aussi, chez tous les parricides, observe-t-on une absence totale de l'organe.

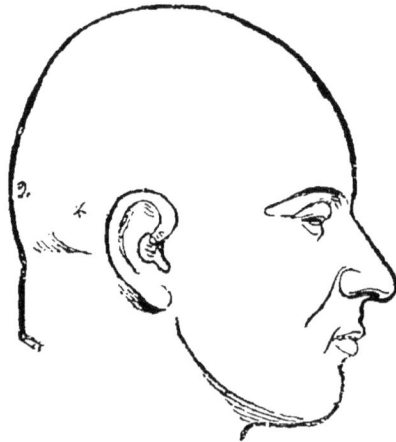

Boutiller offre une preuve de cette conformation.

On sait que Boutiller, après avoir frappé sa mère de vingt-sept coups de couteau, passa la nuit près de son cadavre, puis se rendit à la Courtille où il dépensa la journée du lendemain en débauches.

La plupart des femmes infanticides présentent également la même organisation.

Quelquefois le développement de cet organe est tel qu'il absorbe toute l'activité cérébrale et enfante la monomanie.

Le crâne ci-joint a appartenu à une jeune folle

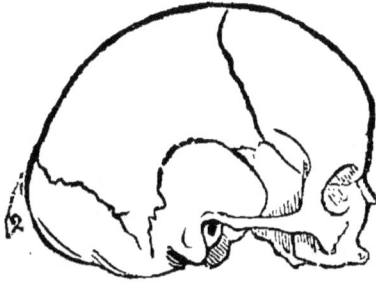

qui portait l'amour des enfants à un point si prononcé qu'elle berçait dans ses bras des morceaux de bois auxquels elle voulait faire partager sa nourriture. On la voyait alors pleurer, car ses nourrissons s'obstinaient à refuser les aliments. Elle était désignée à la Salpêtrière sous le nom de la fille aux enfants.

§ 3. — ATTACHEMENT, AMITIÉ.

SYN. Sens des sympathies. Principe d'affection et de socia-
bilité. (*Affectionnivité*, 4. SPURZ.)

SIT. Le siége de cet organe se trouve en haut et en dehors
de celui de la philogéniture. Comme les deux précédents, il est double et forme de chaque côté de la tête
une protubérance arrondie.

Le crâne n° 64 est celui d'un voleur homicide,
Héluin. Les débats ont constaté que l'influence et
les sollicitations de son complice Le Pelley, à qui il
était fort attaché, l'ont seules conduit à participer
au crime pour lequel il est monté sur l'échafaud.
Parmi les organes les plus développés sur ce sujet,
on observe ceux de la destruction, de l'amour de
la propriété et de la rixe. L'organe de l'*attachement amical* est beaucoup plus fort qu'on ne le
rencontre habituellement; aussi Héluin s'était-il
fait remarquer par cette qualité qui lui devint
fatale.

Le crâne n° 239 du général *Wurmser* présente
aussi un beau développement de l'attachement.
On sait que cet officier fut toute sa vie un parfait
modèle d'amitié.

On le voit encore fort développé sur le crâne
authentique d'*Héloïse*, qui fait partie de la collection.

§ 4. — INSTINCT DE LA DÉFENSE DE SOI-MÊME.

Syn. Organe du courage, penchant aux rixes et aux combats, disposition à taquiner. (*Combativité*, 5. Spurz.)

Sit. Cet organe est situé au-dessous du précédent ; aussi, selon Gall, tous les querelleurs, tous ceux qui recher-chent le danger, ont la portion de la tête immédia-tement derrière et au niveau des oreilles, beaucoup plus bombée et plus large que les poltrons.

Le crâne du général *Wurmser* (n° 239), que nous venons de citer pour l'organe de l'attachement, est encore plus remarquable par le développement de l'organe du courage. Il commandait en qualité de feld-maréchal les armées autrichiennes qui furent défaites en Italie par Bonaparte. Wurmser, au dire de son ennemi, était d'un courage prodi-gieux. C'est sous le rapport du développement de cet organe que Gall montrait la tête de l'officier dont nous parlons. Il faisait observer que Wurmser ne fut vaincu si souvent par le général français, que parce que celui-ci l'emportait de beaucoup en intelligence.

Gall, en opposition du crâne du général Wurm-ser, présentait celui du poëte allemand *Alexinger* (n° 158), connu par sa poltronnerie. Ce crâne offre un aplatissement à l'endroit où l'autre possède un renflement considérable.

Le n° 177 présente le crâne d'un *maître d'es-crime*, d'un caractère difficile et violent ; il tua plusieurs personnes en duel, et finit par être tué lui-même. Toutes les parties antérieures du cer-

veau sont peu développées, l'organe de la bienveillance surtout ; les organes de la *combativité* et
de la *destruction* offrent au contraire un large développement.

§ 5. — PENCHANT A DÉTRUIRE.

Syn. Instinct à se nourrir de chair. Penchant à la colère
au meurtre. (*Destructivité*, 6, Spurz.)

Sit. Cet organe est situé de chaque côté de la tête, immédiatement au-dessus des oreilles.

A côté, sous le n° 32, se trouve le buste moulé
sur nature de *Papavoine*, condamné à mort pour
le meurtre de deux enfants qu'il rencontra, ac-
compagnés de leur mère, dans une des avenues
du bois de Vincennes. L'examen de cette tête
montre que l'organe de la *destruction*, d'où dérive le penchant au meurtre, est largement développé ; mais on est forcé de reconnaître en même
temps que les organes des *sentiments moraux* et
ceux des *facultés intellectuelles* étaient trop favo-
rablement développés pour que Papavoine ait été
nécessairement entraîné à commettre le crime
qu'il a payé de sa tête. Ce n'est que dans un état
de dérangement mental qu'un homme organisé
comme l'était celui-ci, et ayant reçu une éducation convenable, a pu se rendre coupable d'un
crime aussi odieux. La lecture des débats de ce
procès suffit d'ailleurs pour prouver à toutes les
personnes non prévenues, que Papavoine était un

véritable aliéné, et qu'il est devenu meurtrier pendant un accès de folie.

Le crâne n° 236 est celui du supplicié *Voirin*, condamné à mort pour avoir assassiné un de ses parents. L'organe de la destruction est fortement prononcé sur cette tête, tandis que celui de la bienveillance y est nul. La partie antérieure qui renferme les organes des facultés intellectuelles est très-petite. Aussi, comme l'avaient remarqué les ouvriers chapeliers avec lesquels il travaillait habituellement, Voirin était-il un homme de faible intelligence. Dès qu'il se sentait la tête un peu

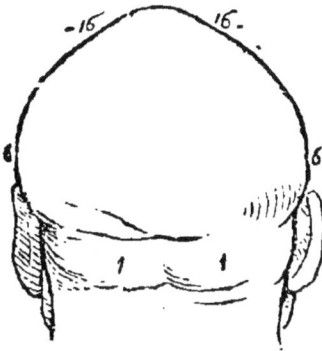

échauffée par la boisson, il devenait un compagnon dangereux ; mais il avertissait ses camarades du besoin de destruction qui le tourmentait. Il a été prouvé aux débats, devant la Cour d'assises, qu'il avait cherché à se détruire pour échapper à son funeste penchant, et que plusieurs fois on lui avait arraché des mains le couteau dont il voulait se frapper. Lorsque Gall montrait cette tête à ses auditeurs, il avait soin de porter leur attention sur le grand développement des parties posté-

3

rieures, siége des penchants que nous partageon
avec les animaux, et qu'on remarque chez le par
ricide Boutillier, nature grossière et brutale.

§ 6. — INSTINCT DE LA RUSE ET DU SAVOIR-FAIRE

SYN. Instinct à cacher, esprit d'intrigue, dissimulation
(*Secrétivité*, 7. SPURZ.)

SIT. L'organe de la ruse est situé immédiatement au
dessus de celui de la destruction. Lorsqu'il est très
développé, il contribue à élargir la tête latéralement

Le crâne inscrit sous le n° 221 est celui d'un
Hongrois qui vivait à Vienne, où Gall l'a connu
presque dans l'intimité. Il passait parmi ses amis
pour le meilleur homme du monde. Après sa
mort, ils découvrirent qu'il était fort rusé; il les
avait tous trompés, par des récits mensongers,
sur ses ressources pécunières et sur les biens de
sa famille, dans le but de se faire prêter de l'argent, ou de les faire répondre pour lui dans ses
affaires de commerce. Il avait mis de la sorte à
contribution la bourse de toutes les personnes
qu'il connaissait. Gall montrait cette tête comme
le modèle de l'organisation des fourbes et des fri-
pons. «Par le développement combiné des organes
de la *ruse* et du *vol*, de tels hommes, disait-il,
font des dupes sans grands frais d'intelligence;
ils réussissent par instinct, et toujours.

§ 7. — INSTINCT DE FAIRE DES PROVISIONS.

SYN. Sentiment de la propriété, penchant au vol.
(*Acquisivité*, 8. SPURZ.)

π. Cet organe est situé en avant et au-dessus du précédent; sa forme, suivant Gall, est celle d'une proéminence bombée et allongée.

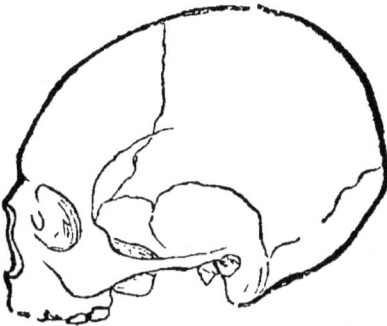

La crâne n° 200 est celui d'un voleur de quinze
[an]s, mort dans une prison de Prusse, où il devait
[re]ster à perpétuité. Ce jeune homme avait subir
[pl]usieurs condamnations pour des vols fréquents.
[S]es récidives furent si nombreuses, que les auto-
[ri]tés du pays se décidèrent à l'enfermer pour le
[re]ste de ses jours. Dans la prison, il continuait à
[vo]ler ses camarades. Pour le rendre inhabile à
[co]mmettre ses larcins, on s'était vu obligé de lui
[at]tacher des billots aux bras.
[ ]Gall, qui l'avait vu avant sa dernière condam-
[na]tion, avait jugé, d'après son peu d'intelligence
[et] par l'organisation défectueuse qui le caracté-
[ri]sait, qu'il était incurable.

Les organes du *vol* et de la *ruse* ont un développement extraordinaire, et la forme générale de la tête est petite et défectueuse, surtout dans sa partie antérieure. C'est de cette circonstance que Gall avait conclu l'incurabilité du criminel.

Sous le n° 75 est rangé un masque en plâtre d'Henri IV, qu'on croit avoir été moulé sur nature. La phrénologie y retrouve les différentes facultés de ce prince, telles que l'histoire nous les rapporte ; l'esprit de saillie, l'organe de la bienveillance, l'organe du sentiment de la propriété. Ce dernier, qui s'y trouve à un degré très-remarquable, et qui nous engage à mentionner ici cette tête, est bien justifié par ces paroles qu'Henri IV prononçait assez plaisamment à propos de son penchant naturel à dérober, et que les chroniques du temps nous ont conservées : « J'aurais été pendu, si je n'eusse été roi de France. » Gall observait que le sentiment dont nous parlons a dû être une grande cause excitante dans la guerre soutenue par Henri IV pour conquérir la couronne.

Le crâne de Kalmouck n° 165 offre un exemple du développement simultané des organes du *vol* es de l'adresse *des mains*, organes dont les manifestations donnent un résultat conforme aux récits des voyageurs, qui rapportent que les Kalmoucks sont adroits et voleurs.

Le masque en plâtre n° 102 est celui du célèbre *Cartouche*. « Malheureusement, disait Gall, ceux qui ont pris l'empreinte originale du masque ne s'étaient proposé que de conserver les traits du voleur extraordinaire, et les parties les plus inté-

essantes de sa tête ont été tout à fait négligées.
lette pièce, en effet, ne représente que la partie
ntérieure du front. On a su depuis que le véri-
able crâne de Cartouche était conservé à la biblio-
hèque Sainte-Geneviève ; voici un trait de la
artie supérieure dessiné d'après nature.

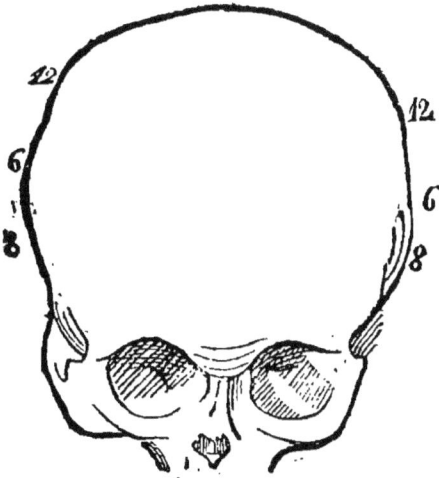

On voit, d'après cette pièce, que les organes de
intelligence, ainsi que l'indiquait le masque,
'étaient pas défectueux chez Cartouche, surtout
eux de l'éducabilité et de la sagacité comparative.
. est remarquable que tous les biographes de cet
omme aient noté qu'il avait de l'esprit, de la
énétration, et que, dès son enfance, il avait ma-
ifesté dans les écoles une aptitude au-dessus de
elle des écoliers ordinaires. L'histoire de sa vie
tteste encore qu'il avait un goût déterminé pour
s travertissements. Ce fut un moyen qu'il em-
loya souvent pour exécuter un grand nombre

de vols ou pour échapper aux recherches de la police. C'est surtout le développement de l'organe de la mémoire verbale, traduit à l'extérieur par le plus ou le moins de saillie des yeux, que le masque permet d'apprécier, tandis que la boîte osseuse nous montre le large développement des organes du vol (8), de la ruse (marqué 6 sur la gravure au lieu de 7) et de la circonspection (12) dont Cartouche a donné de si fréquentes manifestations.

§ 8. — ORGUEIL.

SYN. Amour-propre, esprit de domination, penchant à commander, passion de l'indépendance. (*Estime de soi*, 10. SPURZ.)

SIT. Le siége de cet organe est à la partie postérieure supérieure de la tête.

Le crâne n° 231 est celui de *Ceracchi*, statuaire italien, républicain exalté qui se fit remarquer pendant les événements politiques de la fin du dernier siècle. Il voulait le rétablissement de la république romaine en Italie. Plus tard il s'associa à la conspiration d'Aréna, et paya de sa tête une tentative d'assassinat sur Napoléon, Ceracchi n'avait aucun motif de haine contre lui. Son amour de la liberté, qui lui faisait pressentir que le premier consul cherchait à la détruire, était son seul mobile.

On voit sur cette tête un grand développement de l'organe de l'orgueil qui porte l'homme à l'indépendance ; particularité que Gall a observée

nstamment chez ceux qui conspirent contre
1utorité. L'organe de la destruction s'y trouve
;alement très-développé. Quant à l'organe de la
1écanique, il est assez remarquable, pour expli-
uer le talent que montra ce statuaire dans l'exerce de son art. C'est une tête modèle des organi-
1tions que le despotisme révolte.

Le n° 161 indique le crâne de *Péterson*, chef
'une bande de voleurs de grands chemins, qui
engagea dans ce vil métier plutôt pour vivre
1dépendant et surtout pour satisfaire le besoin
e commander aux autres, dont il était tourmenté,
ue par goût pour le brigandage. Cette tête, fort
rdinaire sous tous les autres rapports, présente
n développement fort complet de l'organisation
ui formule le caractère ambitieux.

Près de ce crâne se trouve celui d'un nommé
ondin, voleur, faisant partie de la bande de *Pé-*
rson. Les organes qui dominent sont le vol et le
1eurtre.

§ 9. — VANITÉ.

ʏᴍ. Amour de l'approbation et de la louange, coquetterie,
ostentation, émulation, jalousie. (*Approbativité*, **11.**
Sᴘᴜʀᴢ.)

ɪᴛ. Cet organe est placé de chaque côté du précédent à la
partie postérieure supérieure de la tête.

Gall montrait le crâne inscrit sous le n° 227,
ous le rapport du développement de l'organe de
1 vanité et de la petitesse du cerveau. Il appar-

tenait à l'abbé *Lacloture*, qu'on remarquait, à Vienne, parmi les émigrés français, pour la galanterie, les petits soins et les attentions qu'il prodiguait aux femmes du grand monde. Il en était fort recherché, elles applaudissaient à son adresse merveilleuse dans les petits ouvrages de leur sexe, et cela lui suffisait ; il avouait lui-même n'avoir jamais éprouvé d'amour.

Le crâne n° 241 présente un développement fort prononcé de cet organe de la vanité. Cette tête est celle d'une aliénée dont la monomanie était de se croire reine de France, et de se parer de tous les chiffons qu'elle pouvait trouver.

§ 10. — CIRCONSPECTION.

SYN. Prévoyance, caractère posé, réfléchi. Disposition à calculer les chances des événements. Inquiétude, irrésolution. (*Circonspection*, 12. SPURZ.)

SIT. Cet organe est situé vers le milieu des os pariétaux.

Le crâne 183 est celui d'un homme dont le caractère soupçonneux s'inquiétait de la chose la plus facile. Cet homme devint mélancolique et fort taciturne, puis finit par se suicider sans qu'on pût découvrir, dans les conditions de sa vie, le motif qui le porta à se détruire. Gall attribuait cet acte à une maladie de cerveau ; cependant il faisait remarquer le développement extraordinaire de *l'organe de la circonspection*, circonstance qu'il observa fréquemment chez les personnes mélancoliques et portées au suicide.

§ 11. — MÉMOIRE DES FAITS, SENS DES CHOSES, ÉDUCABILITÉ.

Syn. Conception prompte, extrême facilité à saisir les choses, désir général de s'instruire et aptitude remarquable à s'occuper de toutes les branches du savoir humain. (*Eventualité*, 30, et *Individualité*, 22. Spurz.)

Sit. Cet organe occupe la partie moyenne et inférieure du front.

Le buste n° 157 est celui de *l'abbé Gaultier*, qui s'est adonné, par goût, à l'éducation des jeunes

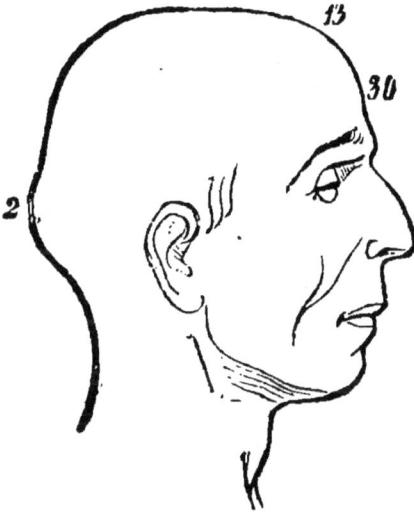

enfants. Il composa un grand nombre de petits traités sur l'enseignement primaire, dans le but de leur rendre plus faciles les éléments des connaissances qu'on enseigne dans les écoles. Il était plein de bonté et aimait passionnément les enfants, dans la société desquels il se plaisait plus que dans toute autre. Les organes les plus remarquables sont ceux de *l'éducabilité*, 30; de *la bonté*, 13; et, *l'amour des enfants*, 2.

Sous le n° 82 est la copie en plâtre d'un crâne qu'on croit être celui de *Descartes*. Les organes

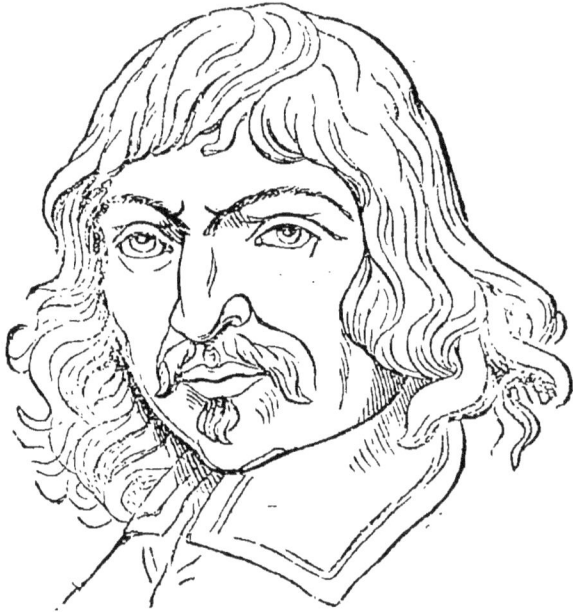

dominant : l'éducabilité, le sens des rapports de l'espace, le calcul, sont en effet ceux qui se trouvent les plus développés dans les portraits qui existent de ce philosophe.

Gall se servait ordinairement, dans ses leçons, d'un crâne d'enfant pour montrer la forme sous laquelle cet organe se traduit à l'extérieur. C'est le grand développement des circonvolutions cérébrales placées à la partie antérieure et moyenne

de la région frontale qui donne aux enfants cette
éducabilité extraordinaire, cette faculté de recevoir et de se rendre propre, dans peu de temps,
une somme prodigieuse de connaissances.

Le trait que nous donnons est celui d'un buste
d'enfant de quatre ans et demi ; nous reviendrons

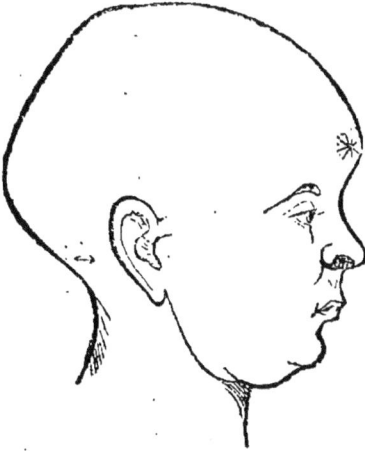

sur cette particularité de l'organisation du cerveau
suivant les âges dans notre chapitre VII, en traitant des applications de la phrénologie à l'éducation de l'enfance.

§ 12. — MÉMOIRE DES LIEUX, SENS DES RAPPORTS DE L'ESPACE.

Syn. Sens des localités, disposition à changer souvent de lieu, désir de voyager, cosmopolisme, faculté de s'orienter, disposition à saisir les propriétés de l'espace et à l'étude de la géométrie. (*Organes des localités*, 27; *de l'étendue*, 24. Spurz.)

Sit. Le siége de cet organe est à la partie inférieure du front; lorsqu'il est développé, il forme deux proéminences ovalaires qui de la racine du nez s'élèvent obliquement en s'écartant un peu jusqu'au milieu du front.

Le masque n° 100 est celui de M. *Pâris*, qui s'est occupé de mnémotechnie avec passion. Le sens des rapports de l'espace et l'éducabilité sont très-prononcés; ceux qui connaissent la méthode de M. Pâris pour fortifier artificiellement la mémoire, s'expliquent facilement par cette organisation le choix des moyens qu'il propose à cet effet.

Le n° 83 nous offre le masque du docteur *Gaymard*, naturaliste, moulé sur nature, alors qu'il était attaché à l'expédition du capitaine Freycinet. C'est un bel exemple de l'organisation qui donne le goût de former des collections d'objets d'histoire naturelle et d'entreprendre de longs voyages.

§ 13. — MÉMOIRE DES PERSONNES.

SYN. Facilité à se rappeler les principaux traits du visage
et les manières de tous les individus. Talent particulier
à saisir la forme des choses et dispositions à faire des
collections de portraits et de gravures. (*Configuration*,
23. SPURZ.)

SIT. A l'angle interne de l'arcade orbitaire.

Cet organe est très-développé sur le buste de
Dantan jeune, ainsi que ceux de *l'esprit de saillie*,
de *l'imitation* et du *sens des arts* ; c'est à cette com-
binaison d'organes que notre célèbre sculpteur doit
son talent si original.

Parmi les masques d'enfants de la collection de
Gall, il en est un portant pour inscription : *Flandrin*, jeune dessinateur dont l'organisation laisse
concevoir des espérances. On sait de quelle manière brillante M. Flandrin, devenu homme, les a
réalisées.

§ 14. — MÉMOIRE DES MOTS.

SYN. Sens des mots. Loquacité, verbosité. Disposition à
préférer les genres d'étude où il est nécessaire de retenir beaucoup de noms: la minéralogie, la botanique,
l'entomologie, etc., la numismatique. (*Langage*, 33.
SPURZ.)

SIT. Lorsqu'il est très-développé, il pousse en avant le
globe de l'œil, de manière à produire des yeux grands
et à fleur de tête.

Unterberger, fils du peintre de ce nom, était

doué d'une mémoire prodigieuse, en même temps
que d'un penchant très-fort pour le beau sexe. Ce
sont les trop nombreuses concessions qu'il a faites
à ce penchant qui l'ont conduit au tombeau. Gall
montrait cette tête sous ce double rapport.

Le buste de *Buffon*, nº 19, moulé sur une statue, montre combien ce savant naturaliste était
heureusement organisé pour être un éloquent
écrivain dans le genre descriptif. Toutes les facultés de la partie inférieure du front, *l'éducabilité, les localités, la configuration, le coloris, la
mémoire des mots* sont remarquables par le volume
de leurs organes. Il en est de même pour le *sentiment poétique* ; mais les parties antérieures supérieures, qui constituent les penseurs profonds,
n'ont que des proportions ordinaires.

§ 15. — SENS DU LANGAGE, ÉTUDE DES LANGUES.

Syn. Connaissance des signes naturels ou conventionnels
par lesquels les hommes se communiquent leurs pensées. Facilité d'expression. Aptitude à saisir le caractère
et le génie des langues. Philologie, polyglotisme.
(*Langage*, 33. Spurz.)

Sit. En arrière du précédent, de sorte que non-seulement
l'œil est saillant et à fleur de tête, mais se trouve re-
poussé en bas, fait saillir la paupière inférieure et détermine cette particularité qu'on nomme des yeux
pochetés.

Le buste moulé sur nature, nº 26, est celui de
Jean *Muller*, historien allemand, l'un des hommes

les plus érudits de son époque. Gall montrait cette tête comme type de l'organisation qui dispose aux études philologiques.

Baratier, Pic de la Mirandole, Leibnitz, cités par Gall, étaient doués de cette belle organisation.

§ 16. — SENS DU COLORIS.

SYN. Cette faculté rend la vue des couleurs agréable et produit le sens d'analyse et d'harmonie des teintes colorées nécessaires aux peintres. Goût inné pour les tableaux. (*Coloris*, 26. SPURZ.)

SIT. L'organe du coloris occupe la partie moyenne de l'arc sourciller.

La copie en plâtre du crâne de Raphaël, n° 128, traduit bien cet organe.

Le masque n° 73, remarquable par la dépression qui existe à l'endroit de cet organe, est celui d'un mathématicien que Gall fut à même de connaître, et qui confondait toutes les nuances, par exemple du rouge, depuis le pourpre jusqu'au rose tendre. Aussi ne pouvait-il comprendre qu'on trouvât de l'harmonie dans les couleurs d'un tableau.

(Grand chez Titien, Rubens, Gérard ; chez les femmes en général.)

§ 17. — SENS DU RAPPORT DES SONS.

SYN. Aptitude à sentir les consonnances et dissonnances musicales. Sentiment de la mélodie et de l'harmonie. Mémoire des tons, disposition à chanter. (*Mélodie*, 32. SPURZ.)

SIT. Cet organe est situé au-dessus de l'angle externe de l'œil lorsqu'il est très-développé; le front est renflé dans sa partie inférieure et latérale, comme on l'observe chez Haydn, Rossini, Meyerbeer.

La tête de *Gluck*, n° 10, le buste n° 108 de *Grétry*, le masque moulé sur nature, n° 68, du fameux violon *Lafond*, et celui de *Litz*, n° 65, justifient tous la localisation de cet organe. Sur le buste de *Newkomm*, n° 28, outre le beau développement des organes de la musique et des facultés intellectuelles, comme chez les précédents, on remarque en même temps celui de la *vénération*, qui explique pourquoi ce compositeur s'est adonné exclusivement à la *musique religieuse*.

§ 18. — SENS DES NOMBRES.

SYN. Connaît tout ce qui concerne les nombres, produit l'aptitude pour l'arithmétique. Selon Gall, cette faculté retient encore les dates et les époques, et serait le sens du temps, l'organe de la chronologie. (*Calcul*, 28; *temps*, 31. SPURZ.)

SIT. Cet organe se trouve à l'angle externe de l'œil; lorsqu'il est développé, il fait saillir la partie externe de la paupière supérieure et repousse l'œil un peu obliquement en dedans.

Nous nous contenterons, pour cet organe, de

onner les numéros des bustes et des masques
es calculateurs de la collection de Gall sur qui
ous reviendrons dans un des chapitres suivants
ù l'organe du calcul servira d'exemple à notre
émonstration. Ce sont : n° 76, le masque du
eune Colborn, calculateur dont l'aptitude tenait
u prodige.

Le crâne 152 et le buste n° 41, moulé sur na-
ure d'un religieux nommé *David*, qui s'adonna
vec passion à l'étude des mathématiques. Le
râne de Descartes, n° 82, le masque de Newton,
° 93, qui présentent tous cette même conforma-
ion du crâne à l'endroit où Gall localisa l'organe
les nombres.

§ 19. — SENS DE LA MÉCANIQUE.

SYN. Instinct à bâtir, amour des constructions, adresse
des mains, génie mécanique, sens des beaux-arts, aptitude à la sculpture et l'architecture. (*Constructivité*,
9. SPURZ.)

SIT. Cet organe se traduit, sous la forme d'une protubérance, au milieu de la région temporale, derrière celui
de la musique.

Ce développement est très remarquable sur le
uste n° 21 de *Chapotel*, qui apprit dans la boutique
et à l'insu de son patron, pâtissier à Paris, l'art
le la peinture au point de devenir un habile
peintre de décors. Son génie inventif lui faisait
construire d'ingénieuses machines; c'étaient ses
moyens ordinaires de distraction. Son organisation

4

l'avait créé peintre et mécanicien, l'éducation et sa condition sociale en firent un pâtissier.

Il en est de même sur le buste en plâtre nº 325 du célèbre horloger *Bréguet*. Le masque nº 52, moulé sur nature du baron de *Drais*, que sa fortune et sa position sociale semblaient devoir éloigner des occupations manuelles, présente aussi un beau développement de cet organe; M. Drais, on le sait, s'est adonné avec passion aux constructions mécaniques.

Gall montrait l'apparence extérieure sous laquelle se traduit cet organe, sur le crâne d'une *modiste de Vienne* fort habile dans son art. Les organes de l'amour-propre et de la vanité, qui sont également développés sur cette pièce (nº 235), devaient être considérés, ajoutait-il, comme la cause excitante de l'organe qui formait la base du talent de cette femme. (On peut encore citer Canova, David le sculpteur, l'ingénieur Brunel, etc.)

§ 20. — SAGACITÉ COMPARATIVE.

Syn. Aptitude particulière à trouver des analogies, à saisir les similitudes et les ressemblances des choses, disposition à peindre ses idées par des images sensibles et procéder dans le discours par des comparaisons. Source de la *mythologie*, de l'*allégorie* et de l'*apologue*. (*Comparaison*, 34. Spurz.)

Sit. Cet organe occupe la partie moyenne et supérieure du front au-dessous de la bienveillance; il descend en se rétrécissant, en forme de cône renversé jusqu'à celui de l'éducabilité ou éventualité.

Cette protubérance est remarquable sur le crâne

l'un *prédicateur* fort distingué, n° 198, et dont
nous donnons le dessin.

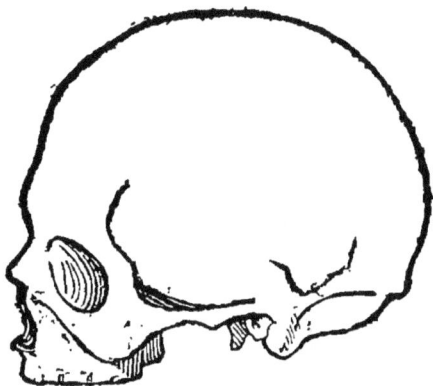

Gall rapporte que les sermons de ce révérend
dère *jésuite* attiraient toujours une foule nombreuse et composée de toutes les classes de la
société. Quelque abstrait que fût le texte et le
sujet de son discours, il trouvait, dans les nuances les plus senties de la vie ordinaire, des comparaisons et des analogies pour le mettre à la
portée de toutes les intelligences.

Parmi les organes qui caractérisent la nature
de l'esprit de *Goethe* dans les lettres et la philosophie, tels que ceux de la *poésie*, de la *mémoire
verbale*, etc., on remarque le sens des *comparaisons* fort développé. La lecture de son admirable
Faust était bien faite pour donner au phrénologiste le droit de déterminer la nature de la manifestation de cette circonvolution cérébrale. Ce
buste est classé sous le n° 5.

§ 21. ESPRIT MÉTAPHYSIQUE.

Syn. Esprit d'observation, désir de connaître les conditions sous lesquelles les choses existent ; tendance à
rechercher les rapports des effets aux causes ; faculté
d'abstraire et de généraliser ; disposition à vouloir re-
monter aux causes que nous ne pouvons apprécier ;
source de la *métaphysique*, de l'*idéologie*, de l'*onto-
logie*, etc. (*Causalité*, 35. Spurz.)

Sit. Cet organe se traduit sous forme de deux protubé-
rances, à peu près de même forme que celle de l'organe précédent.

Le masque de *Burdach*, moulé sur nature,
n° 66, présente un large développement de cet
organe. Ce célèbre médecin est auteur d'un traité
de physiologie d'une grande importance ; il nous
a laissé de plus un bel ouvrage rempli de chiffres
et d'idées de philosophie transcendante. Gall faisait encore remarquer sur cette pièce la saillie de
l'organe du *calcul*.

TÊTE PHILOSOPHIQUE.

Gall avait d'abord admis un organe spécial pour
l'esprit philosophique, mais bientôt il en attribue
les manifestations au concours des trois facultés
précédentes, n°s 20, 21 et 22. En effet, l'esprit
philosophique paraît être bien moins le résultat
d'un seul organe que celui du développement
collectif et simultané de toutes les parties antérieures et supérieures du front. Quelque développés qu'ils soient, ces organes éminemment

ntellectuels ne peuvent fournir que des notions
solées et partielles des objets divers qui se trouvent compris dans leur sphère d'activité ; ce n'est
que lorsqu'ils se trouvent réunis, qu'ils donnent
alors le maximum d'intelligence dont la nature
humaine soit capable.

Un des beaux types en ce genre est le buste
n° 89, moulé sur une statue du chancelier *Bacon*.

Le masque de *Voltaire*, n° 60, présente les
mêmes caractères physiognomoniques. Le beau
développement de la région frontale explique suf-
fisamment le génie presque universel de cet
homme extraordinaire qui s'est fait distinguer
autant par la variété que par la profondeur et
la facilité de ses compositions dans tous les genres
de littérature.

§ 22. — ESPRIT DE SAILLIE.

Syn. **Aptitude** à saisir le côté plaisant des personnes et
des choses, esprit d'à-propos, gaieté, reparties, tendance
à tout persifler, penchant pour la satire. (*Esprit caustique ou de saillies*, 19. Spurz.)

Sit. Une double proéminence arrondie, placée en dehors
du précédent de chaque côté du front, indique cette disposition de l'esprit.

Sur le masque de *Henri IV*, n° 75, que nous
avons déjà examiné (page 36), on distingue aisé-
ment cette double proéminence, aussi lui a-t-on
reproché une foule de saillies intempestives, au

milieu des adversités qu'il eut à traverser pour arriver au trône.

Cette double saillie est aussi fort remarquable sur le n° 115, qui est une copie authentique du crâne du poëte *Gresset*, moulé à Amiens, sous les yeux du docteur Rigollot. Nous n'avons pas besoin de rappeler que Gresset est l'auteur de *Ver-Vert*, du *Méchant* et d'autres petits chefs-d'œuvre d'un style facile, piquant et gai.

Le buste de *Dantan* jeune présente, comme nous l'avons déjà fait observer, un développement remarquable de cet organe.

§ 23. — POÉSIE.

SYN. Sentiment poétique, amour du beau, richesse d'imagination, goût du sublime dans les arts, verve, exaltation. (*Idéalité*, 19. SPURZ.)

SIT. A la partie latérale et supérieure de la tête, un peu au-dessus des tempes, en haut et en avant de l'organe de l'acquisivité.

Le buste de *François*, n° 55, cordonnier poëte, présente un beau développement de cet organe; sur le dessin de la page suivante, cette partie de la tête a été désignée sous le n° 10 au lieu du n° 19, rang que cette faculté occupe dans la nomenclature de Spurzheim.

Ce fut en lisant à la dérobée, aux étalages des bouquinistes, les chefs-d'œuvre de Corneille et les historiens latins, dont il trouva les traductions, qu'il arriva à composer, entre autres poésies assez

remarquables, une tragédie en cinq actes, inti-
tulée : *les Ruines de Palmyre*.

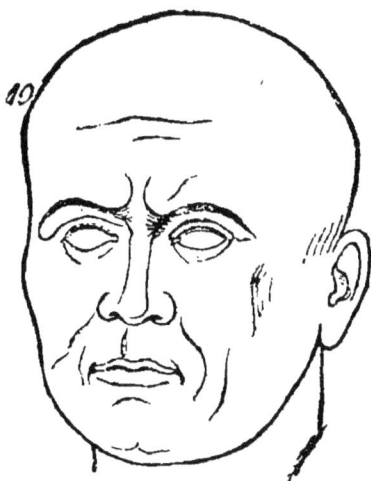

Le buste moulé sur nature, n° 47, est celui de
Sestini, poëte et musicien, improvisateur dont le
talent se fit pressentir dès la plus tendre jeunesse. Les organes de la poésie et de la musique
ont un très-grand développement.

La calotte, n° 278, du crâne de *Legouvé*, auteur
du *Mérite des femmes*, peut encore servir d'exemple, ainsi que la copie en plâtre, n° 313, moulée
sur nature de l'hémisphère droit du cerveau de
l'abbé *Delille*. La circonvolution cérébrale que
Gall a désignée comme le siège du talent poétique
est, en effet, la plus développée de toutes celles
qui composent cet hémisphère.

§ 24. — BIENVEILLANCE.

Syn. Amour du prochain, bonté, humanité, pitié, charité, bienfaisance, disposition à faire le bien, philanthropie. (*Bienveillance*, 13. Spurz.)

Sit. Le développement de cet organe donne à la partie supérieure moyenne du front une élévation et une proéminence remarquables.

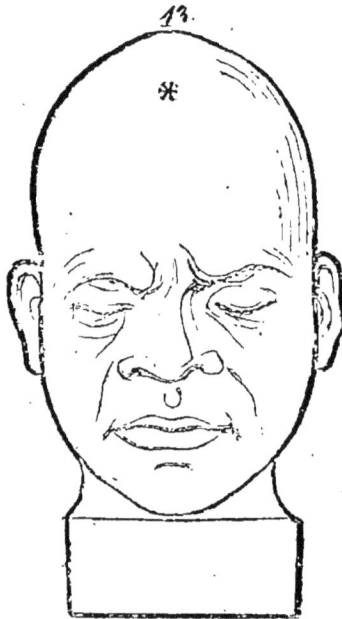

Le plus bel exemple que nous puissions fournir est celui du nègre *Eustache*, grand prix de vertu, couronné par l'Institut en 1834. Sa vie entière se compose de sacrifices si nombreux de lui-même au bien des autres, qu'on serait tenté d'appeler son amour du prochain monomanie de bienveillance, si l'on n'aimait mieux répéter avec le rapporteur, M. Briffault, *Bonté incorrigible*.

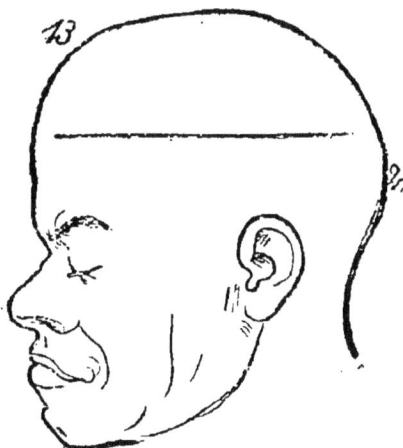

PROFIL D'EUSTACHE.

Gall montrait cet organe sur le masque de l'empereur Joseph II, n° 27. De quelque point de vue qu'on envisage la conduite de ce souverain, on ne peut lui contester, en effet, une grande sympathie pour les classes laborieuses; le développement simultané de l'organe de la musique, dont il faisait sa distraction favorite, sert à expliquer la grande amitié dans laquelle il tenait *Kreibig*, son maître de violon, dont le buste se trouve à côté.

§ 25. — IMITATION MIMIQUE.

Syn. Imitation des manières et des gestes des autres, disposition à réussir dans la carrière dramatique, personnification outrée, bouffonnerie, charges ; faculté de traduire avec justesse les sentiments et les idées par les gestes : c'est elle qui inspire aux peintres, aux sculpteurs et aux acteurs, la vérité des mouvements et des attitudes. (*Imitation*, 21. Spunz.)

Sit. Deux proéminences allongées, placées de chaque côté de l'organe précédent, sont les signes physiognomoniques de cette disposition.

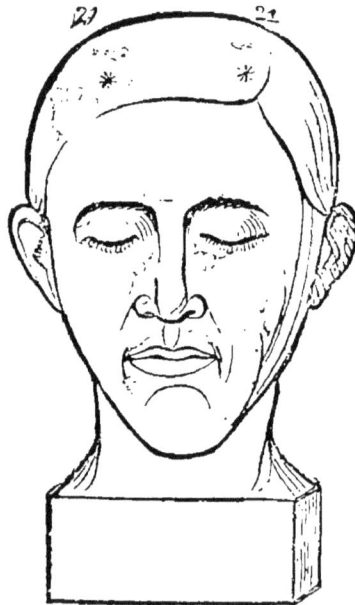

Le buste de *Deburau*, le mime célèbre du boulevard du Temple, dont nous donnons ici un trait, offre un développement remarquable de cet organe, 21, 21.

Gall le montrait sur le crâne de *Junger*, acteur
t poëte dramatique.

On le trouve encore sur le crâne d'un prédica-
ur distingué, n° 175, de la collection de Gall; le
ère Prosper joignait à une élocution facile un
este animé et une pantomime pour ainsi dire
loquente; sur le masque du statuaire *Lemot*,
° 63, l'organe de l'imitation se trouve joint à
elui de la configuration et au sens des arts. Ses
eaux ouvrages sont trop connus pour qu'il soit
esoin de les rappeler.

Le n° 43, buste moulé sur nature d'*Horace
Vernet*, présente, outre les organes que nous ve-
ons de signaler chez le statuaire Lemot, ceux de
éducabilité et de l'esprit de saillie combinés aux
rganes qui siégent à la partie supérieure posté-
ieure de la tête, et qui sont la source de l'ému-
ation. On trouve dans le concours de ces facultés
'explication des qualités éminentes admirées dans
et artiste et des défauts qui lui sont reprochés.

§ 26. — AMOUR DU MERVEILLEUX.

Syn. Penchant pour les choses surnaturelles, crédulité,
superstition, croyance aux pressentiments, à la sorcel-
lerie, aux spectres, aux visions, aux révélations surnaturelles. (*Merveillosité*, 18. Spurz.)

Sit. Aux parties latérales et supérieures de la tête, entre
les organes de la poésie et de l'imitation; il se prolonge
en arrière jusqu'à celui de la vénération.

Gall montrait cette forme particulière, à laquelle il n'a point assigné de numéro parce qu'il

la confondait avec la précédente, sur le crâne n° 188 d'*Eva Cattel*, célèbre tireuse de cartes qui fut longtemps célèbre à Vienne. Le caractère superstitieux et la force de cette femme dans son art de divination, imposait aux incrédules et faisait sa réputation, laquelle fut au moins égale à celle de mademoiselle Lenormand.

Le masque n° 14 moulé sur nature de *Deshayes*, ingénieur qui a donné les plans des digues construites dans le port de Cherbourg, présente la même organisation. Mathématicien fort habile, il cherchait néanmoins dans des combinaisons mystiques des moyens de gagner à la loterie.

L'organe du penchant au merveilleux est aussi

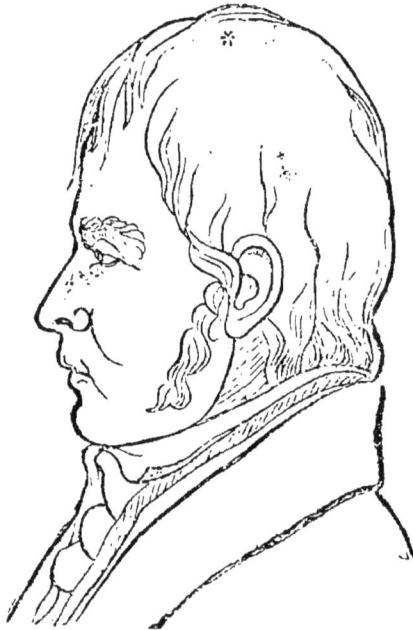

fort développé sur le buste de *Walter Scott* ; il

rt à expliquer la fécondité d'imagination du célè-
e romancier, et le choix de certains person-
ges mystérieux qui dans chacun de ses romans
ennent les fils de l'action et conduisent le lec-
ur au dénoûment avec une avide curiosité.

Sur le masque du *Tasse*, n° 24, cet organe, en-
re plus saillant, explique la fécondité d'imagi-
ation de ce grand poëte, ce goût pour le mer-
eilleux qui domine dans sa composition princi-
le, et qui a fait de la *Jérusalem délivrée* un des
efs-d'œuvre de la littérature.

§ 27. — THÉOSOPHIE.

N. Sentiment de l'existence de Dieu, piété, dévotion;
respect pour tout ce qui est vénérable, soumission, humilité. (*Vénération*, 14. SPURZ.)

T. Lorsque les circonvolutions, qui sont le siége de cette
faculté, sont bien développées, elles bombent le sommet
de la tête en forme de segment de sphère.

Cette proéminence est parfaitement sensible
r le buste n° 13, moulé sur une statue antique
e *Socrate*. Le caractère sublime et la morale de
e philosophe sont facilement expliqués par cette
elle organisation.

Nous rappellerons ici le buste n° 28, du com-
ositeur de musique religieuse Newkomm, que
ous avons cité page 48, en traitant de l'organe
e la musique.

§ 28. — FERMETÉ, CARACTÈRE.

Syn. Ce sentiment donne de la constance et de la persévérance aux autres facultés; détermination, force, application, disposition à l'entêtement et à l'obstination. (*Fermeté*, 15. Spurz.)

Sit. Au sommet de la tête, en arrière de l'organe de la vénération.

Le buste n° 11, moulé sur nature, de *Deftasfaut-Gowin*, présente aussi une saillie remarquable de la fermeté; le développement simultané de cet organe et de ceux de l'estime de soi et de la vanité qui donnent le goût des honneurs et des distinctions, et l'absence de désir d'acquérir, forment un exemple de l'organisation qui constitue le caractère ambitieux, sans amour de lucre. Jeune homme et sans fortune, Deftasfaut-Gowin sut par sa persévérance et une force de volonté peu commune s'élever, de l'étude d'un procureur de Liége, au conseil d'Etat de Napoléon. Dans les missions qu'il eut à remplir dans les pays conquis, il déploya une grande fermeté et beaucoup de désintéressement.

Le buste voisin, n° 12, moulé aussi sur nature, de Gustave de Schlabrendorff, présente exactement la même organisation; mais avec un développement moindre de l'organe de la vanité. Ce qui implique pourquoi Schlabrendorff, qui introduisit en France l'enseignement mutuel et importa l'usage des stéréotypes, ne chercha jamais à recouvrer, par son industrie et à l'aide

es nombreux bienfaits qu'il accomplissait chaque
our, la fortune dont il jouissait en Prusse, avant
on exil.

Nous pourrions citer, comme exemple, un grand
ombre de bustes que nous venons de passer en
evue, car il n'est pas de grands caractères chez
esquels on ne rencontre cette conformité. Gré-
oire VII, Richelieu, Charles XII, Napoléon,
asimir Perrier, Lamennais, etc., sont là pour le
émoigner. Gall lui-même, et il le savait, car
ouvent, en parlant de l'influence de cette faculté
e persévérance, il portait la main à la partie pos-
érieure supérieure de sa tête en disant : « Sans
e développement de cet organe, il y a longtemps
ue j'aurais été arrêté dans mes recherches. »

Tels sont les vingt-sept organes admis par
'illustre fondateur de la science ; nous avons in-
liqué dans notre second chapitre, que Spurzheim
n avait porté le nombre à trente-sept. Parmi les
ix organes qui forment la différence, quelques-
ns appartiennent encore à Gall, qui les confon-
ait volontairement avec les organes voisins ;
insi, pour l'instinct qui préside au choix d'une
abitation, que Spurzheim a nommé *habitativité*,
iall pensait que la prédilection pour les sites
levés, manifestés par certains animaux, dépen-
ait de la même force fondamentale qui inspire à
'homme le désir de commander, et que l'instinct
es animaux de s'élever au physique et celui qui
ousse l'homme à s'élever au moral, appartenait
à un même organe. Spurzheim a dédoublé les
parties cérébrales affectées à ces manifestations, et

une observation attentive lui a fait regarder la partie inférieure comme le siége spécial de l'instinct d'habiter certains lieux, l'amour de l'habitation, laissant à la partie superieure le pouvoir de présider seule à l'esprit de domination, au penchant à commander. Gall, du reste, ne s'est jamais opposé à cette séparation opérée par Spurzheim, pas plus qu'à l'assignation d'un organe distinct pour le penchant au merveilleux. Comme le maître a parfaitement déterminé la conformation de la tête qui accompagne cette disposition de l'esprit, nous l'avons classée dans l'exposé de son système.

Spurzheim a encore dédoublé l'*éducabilité*, l'*individualité*, dont le siége est à la partie inférieure du front, au-dessus de la racine du nez, et l'*éventualité* qu'il place immédiatement au-dessus. En résumé, les seules facultés pour lesquelles Gall n'a pas assigné d'organe distinct sont ceux de l'*ordre*, dont il rapportait les manifestions de l'organe du calcul, de *la pesanteur*, de *l'étendue* : puis des sentiments d'*espérance* et de *justice*. Il y a donc en tout cinq organes de plus dans la nomenclature de Spurzheim; si Gall n'a pas mentionné certaines de ces facultés, l'étendue et la pesanteur, par exemple, c'est que, fidèle à son but véritable, celui de déterminer les fonctions du cerveau en général et celles de ses diverses parties, il n'admit, comme force fondamentale, que les dispositions naturelles auxquelles il parvint à spécifier un organe distinct, et cela avec raison pour ces deux facultés; car la localisation qu'en a faite

purzheim dans les parties antérieures du cerveau,
l'est pas encore établie d'une manière irrécusable
jour tous les phrénologistes. Quant aux deux der-

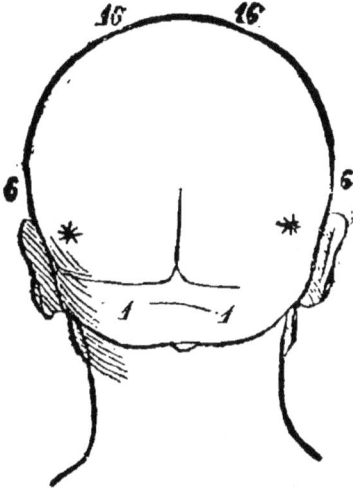

ières, surtout le sentiment de justice, **qui exerce**
ne si haute influence sur la conduite humaine,
l est peu de facultés dont la localisation soit

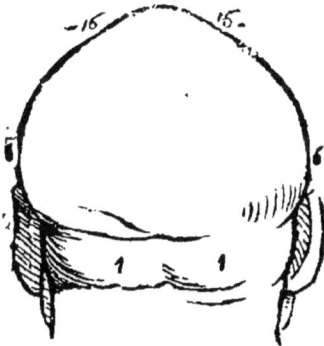

loins contestable à nos yeux. L'organe de la
nscience ou *justice* siége entre la fermeté et la
irconspection ; son développement donne au con-

5

tour de la partie postérieure de la tête un aspect tout particulier qu'on ne rencontre pas chez les individus de nature dégradée. Les quatre-vingts crânes de voleurs que nous avons recueillis pendant notre séjour à Bicêtre présentent tous une conformation semblable en ce point, les parties supérieures postérieures de la tête sont évidées en forme de toit de couvreur. Comparez les deux dessins qui précèdent : l'un représente le contour de la partie postérieure du *général Lamarque*, l'autre celle du *parricide Boutillier* ; vous trouverez dans toutes les deux un large développement des parties latérales où siégent les organes du courage et de la destruction, et bien que ce dernier soit plus prononcé chez Boutillier, ce n'est pas dans la prédominance de cette partie cérébrale qu'il faut aller chercher la cause de son crime, mais dans l'absence des organes de bienveillance et d'amour des parents, que nous avons déjà notée, page 33, et surtout le manque complet du sentiment de justice ; nous reviendrons sur ces faits dans le chapitre sur l'éducation secondaire, celle de l'homme fait.

Nous avons fait de la collection de Gall une description aussi complète que possible, dans les limites qui nous sont imposées, pour engager les personnes qui veulent étudier la science à aller la visiter. Nous pensons cette promenade plus utile que certains cours de phrénologie où l'on oublie trop souvent les pièces et l'échafaudage de la science pour ne montrer que le monument tout fait. On semble exiger des étrangers une foi aveugle comme s'il s'agissait de dogme. On peut éclamer la foi pour une religion, mais la science oit expliquer ses mystères, découvrir ses langes t montrer ses premiers pas : sans cela les esprits aisonneurs d'aujourd'hui ne font plus droit à ses éductions.

Le Musée du jardin des Plantes n'est pas la eule collection phrénologique de Paris ; il est ncore deux cabinets particuliers dont nous avons éjà parlé, où la science est offerte à ceux qui le ésirent ; ce sont : le musée de M. Dumoutier, où s pièces sont nombreuses, et celui de phréno- gie comparée du docteur Vimont, qui renferme collection de crânes d'animaux la plus complète ui ait jamais été faite.

IV

DES FAITS.

Maintenant, arrivons au chapitre que nous avons omis, et citons des faits pris au hasard, en nous stenant de toute réflexion ; leur place n'est int ici, et d'ailleurs il est des choses dont le mple récit possède une éloquence qui rend les isonnements inutiles.

Nous avons vu comment le docteur Gall avait é conduit à la découverte de son système. L'or- ne de la mémoire est celui qu'il détermina bord. Des yeux saillants étaient pour lui un dice certain de cette faculté. Dès lors, il rechercha des signes extérieurs pour l'imagination, le jugement..., en suivant la division philosophique des facultés de l'âme. Bientôt il s'aperçut qu'il obtenait des résultats contradictoires. Gall ne douta cependant pas de la science, il comprenait qu'il suivait une mauvaise route, et, toutefois, il ne savait où prendre la bonne voie ; une observation vint tout à coup l'éclairer sur la marche à suivre. Un soir, en sortant du théâtre, on lui présenta une demoiselle dont la mémoire musicale était si grande, qu'elle répétait, après une seule audition, les morceaux qu'elle venait d'entendre. Cette jeune personne n'avait point les yeux gros et à fleur de tête.

De ce moment, le docteur Gall fut convaincu qu'il existait plusieurs espèces de mémoire, dont les manifestations sur le crâne devaient être difrentes, et qu'il en devait être de même pour les observations analogues où il avait échoué. Ainsi que nous l'avons dit au chapitre Ier, il commença à se dégager des divisions de l'école pour s'adonner à l'étude de la nature, avec son seul penchant à l'observation et à la réflexion.

Les nombreuses expérimentations auxquelles il se livra lui donnèrent, pour juger, à la seule inspection d'une tête, les petites différences qui existent entre les crânes de chaque individu, et par conséquent, pour deviner les penchants des personnes qu'il entrevoyait, un coup d'œil tellement sûr, que plus d'une fois il excita dans les salons le plus profond étonnement et presque de la terreur.

Un soir, M*** avait réuni chez lui une nom-
reuse société, composée de gens du monde, de
philosophes et de savants. Le docteur Gall, dont
le système alors occupait l'attention générale, s'y
trouvait. On discutait vivement chacune des assertions du phrénologiste, et l'avantage allait rester
aux grands parleurs, c'est-à-dire aux adversaires
de Gall, car l'élocution de ce dernier n'était pas
aussi facile, lorsqu'on annonça une personne tota-
lement étrangère, un professeur allemand. Gall
aussitôt fixa ses regards sur le nouveau venu. Un
instant lui suffit pour distinguer ses organes pré-
dominants. Puis, s'adressant aux philososophes
qu'il avait voulu convaincre de la possibilité de
deviner les penchants à la simple vue de la tête:
« Monsieur, ajouta-t-il, va m'aider à vous convaincre. Je ne l'ai jamais vu; je ne le connais pas
plus qu'il ne me connaît lui-même, et cependant
je puis vous dire quelle est sa passion dominante:
monsieur a l'organe des collections, et il en fait
une. » L'étranger, tout surpris, fit un geste affir-
matif. « Ici je pourrais m'arrêter, continua Gall,
mais on peut faire des collections de livres, d'au-
tographes, d'insectes, de minéraux, de plantes, de
médailles, etc.; et je veux aller plus loin. Je puis
vous dire de quoi se compose cette collection, elle
n'est formée d'aucun des objets que je viens de
nommer, c'est de tableaux qu'elle est faite. » Tous
les regards se portèrent sur le collecteur, qui, par
son geste approbatif, redoubla la surprise générale
qu'il partageait lui-même.

L'étonnement et l'admiration étaient peintes sur

toutes les figures; Gall jouissait de son triomphe; l'enthousiasme avait succédé à l'incrédulité. Il demande à ajouter quelques mots : « Que penseriez-vous donc de ma doctrine, si elle me permettait de juger que les tableaux dont monsieur est si amateur ne représentent ni des sujets d'histoire, ni des portraits, ni des costumes, ni des animaux, ni des fleurs, mais qu'ils représentent des paysages ? »

C'était vrai. L'argument était victorieux. Gall l'emporta, et la foi de plus d'un incrédule fut ébranlée ce soir-là.

Une anecdote que rapporta dans le temps la *Gazette des tribunaux* nous montrera jusqu'où le célèbre docteur avait poussé cette infaillibilité d'investigation.

En 1823, le professeur donnait chez lui des leçons de phrénologie. Ses auditeurs, pour la plupart, étaient des élèves en médecine, admis comme internes dans les hôpitaux, tous avides de la parole du maître, et qui, par leur position, se trouvaient à même d'augmenter sa précieuse collection. Malgré la défense du docteur, dès qu'un sujet digne de remarque à leurs yeux mourait dans les hôpitaux, ils en dérobaient la tête au profit de la science et la déposaient sur le bureau du professeur. Plus d'une fois Clamart leur fournit les cadeaux qu'ils lui faisaient.

Cette année-là, on exécuta, à Versailles, un de ces hommes dont les forfaits sont presque sans exemple dans les fastes de la cour d'assises. Quelques étudiants résolurent de se procurer la tête du

pplicié. Ils y parvinrent, et le soir même elle
gurait au milieu de la table du docteur Gall. Dès
u'il aperçut le nouveau larcin de ses élèves :
Encore une folie! » dit-il avec un air de bonho_
ie, moitié souriant et moitié grondant. Puis en
rrêtant les yeux avec attention sur ce crâne :
Oh! *la vilaine tête !* » s'écria-t-il.

Puis il la prit dans ses deux mains, la palpa
vec soin, l'examina en tous sens avec attention,
t poursuivit, après une pose de quelques minu-
s : « C'est la tête d'un supplicié... Cet homme a
û être conduit au crime par l'entraînement im-
étueux des sens ; les voluptés physiques, un dé-
r ardent de les satisfaire ont dominé certaine-
ent toutes les facultés de ce malheureux. Il de-
ait avoir d'ailleurs une intelligence des plus mé-
iocres, un caractère sombre et assez enclin à la
estruction. Ses désirs exaltés, pervertis par la so-
tude et la privation, auront été poussés à un tel
egré d'exaltation frénétique, que tous les moyens,
artout celui du meurtre, lui auront été suggérés
our les satisfaire. »

En disant cela, le docteur Gall signalait le front
roit, la dépression totale de la partie de la tête,
développement des lobes moyens, les parties
térales, siége de la ruse et de la disposition à
étruire ; il faisait surtout remarquer ce col, large
la base du crâne, où s'agitait et devait bouil-
nner, pendant sa vie, un volumineux cervelet,
mprimant de son poids tout le reste de la masse
rébrale Il ajouta, en montrant quelques exos-
ses ou os pointus qui s'avançaient dans la sub-

stance intérieure du cerveau, que cette disposition maladive avait pu donner aux actes de férocité du criminel un caractère de dévergondage vraiment inexplicable.

Chacun écoutait en silence, et recueillait avidement ses paroles, car, sans le savoir, le maître racontait et expliquait le crime de *Léger*, dont la tête était tombée le matin.

(Poussé à vingt-huit ans par la mélancolie sauvage de sa nature, cet homme s'était retiré sous un rocher au milieu des bois, vivant du gibier dont il s'emparait à la course, et qu'il dévorait tout sanglant. Un jour il s'élança du haut de son rocher sur une jeune fille de quinze ans, lui passa un lien autour du cou, l'emporta au fond des bois; là, il assouvit ses désirs effrénés sur ce corps qu'il avait mutilé, puis s'en fit un horrible repas.

Léger dormit trois nuits entières auprès du cadavre de sa victime, les cris des corbeaux qui la lui disputaient l'en chassèrent; c'est alors qu'il s'enfuit et tomba dans les mains de la justice, devant laquelle il fit cette naïve et féroce réponse : *Si j'ai bu son sang, c'est que j'en avais soif.*)

Les élèves étaient tous livrés aux réflexions que la vue de cette organisation si triste faisait naître en eux, quand le docteur reprit : « Et pourtant, cette tête si mal faite ne devait pas nécessairement conduire au crime ; il y avait encore dans cette cervelle assez d'intelligence pour résister et combattre ; mais cet homme était sans doute d'une ignorance profonde, son enfance aura été abandonnée à son vicieux penchant, rien n'a pu déve-

opper ses facultés, les diriger, et par conséquent
prévenir le mal. L'éducation n'a point passé par là,
sans cela le pauvre malheureux, dont on n'eût
probablement jamais rien fait de remarquable,
mènerait à cette heure paître ses vaches ou con-
duirait sa charrue. »

Ces paroles du docteur Gall ne sont jamais sor-
ties de la pensée des auditeurs : elles les convain-
quirent, et elles peuvent apprendre à tous qué,
dans sa doctrine, il tenait pour principe constant
et certain qu'on ne peut dire, à l'inspection de la
tête d'un individu, ni ce qu'il fait, ni ce qu'il
fera ; que l'homme n'est pas assujetti au despotisme de son organisation, et qu'il y a dans toutes
les têtes, si ce n'est dans celles des imbéciles et des
fous, chez qui le crime n'est pas possible, discer-
nement pour comprendre le vice et puissance pour
le combattre.

Pour arriver à se prononcer d'une manière aussi
franche sur les organes développés sur les différentes têtes soumises aux investigations cranioscopiques, il faut une longue pratique et une faculté d'observation des formes fort remarquable.
Après Gall et Spurzheim, plusieurs phrénologistes
distingués sont parvenus à ce degré de certitude
dans leurs appréciations. Nous allons en citer deux
exemples.

Une vieille femme, la veuve Houet, habitait une
maison de la rue de Vaugirard ; elle en disparut
tout à coup. Le désordre où l'on trouva son appartement fit penser qu'elle avait été assassinée et
que son cadavre avait été enlevé. Deux hommes,

Bastien et le gendre de cette femme, nommé Robert, furent soupçonnés de ce crime, mais les preuves n'étant pas suffisantes pour les mettre en jugement, la justice ne put les poursuivre; néanmoins la police ne cessa d'avoir les yeux sur eux. Dix-huit années s'étaient écoulées, lorsqu'elle parvint à surprendre une lettre que Bastien écrivait

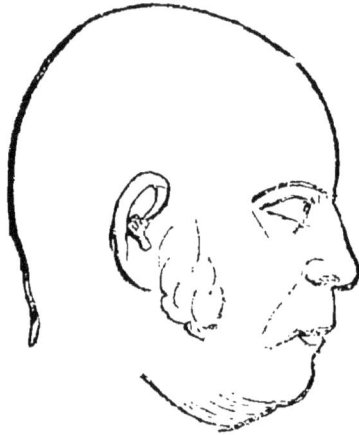

à Robert. Dans cette lettre Bastien réclamait de l'argent et menaçait, en cas d'un nouveau refus, de faire connaitre l'objet mystérieux que recouvrait la terre du petit jardin du n° 81 de la rue de Vaugirard. Des fouilles furent faites, sur cette indication, et conduisirent à la découverte d'un squelette. Ces deux hommes furent arrêtés, et les perquisitions ultérieures donnèrent lieu à une scène fort curieuse, dont les journaux rendirent compte le lendemain. Nous en empruntons la narration au *National* :

« Samedi dernier, la mystérieuse maison de la rue de Vaugirard a été le théâtre d'une scène sin-

ulière. M. Dumoutier, anatomiste distingué, avait
té mandé par M. Orfila, sans qu'on lui eût fait
onnaître les motifs qui obligeaient à recourir à
on ministère. Introduit dans une salle où se trou-
aient le procureur du roi, les deux prévenus, des
nédecins, des gardes municipaux et des agents de
olice, le professeur d'anatomie paraissait ne sa-
oir que penser de la compagnie où il se trouvait
t de ce qu'on attendait de lui. On lui demanda
e déterminer si les os qu'on lui présentait ap-
artenaient tous à un même individu de l'espèce
umaine, et quels pouvaient être le sexe, l'âge de
et individu, ainsi que l'espace de temps qu'il était
esté en terre. M. Dumoutier, ayant examiné les
ébris du squelette, mit de côté quelques osse-
ents d'animaux qui s'y trouvaient mêlés, et
près avoir examiné la tête avec attention, jugea,
ar sa forme allongée d'avant en arrière, qu'elle
vait appartenu à une femme. L'état des sutures
ii fit penser que cette femme devait être avancée
n âge. Il ajouta qu'il devait y avoir plusieurs
nnées qu'elle était inhumée. On peut s'imaginer
acilement l'intérêt que présentait cet examen aux
ersonnes qui étaient informées de ce qui le mo-
lvait. La physionomie des prévenus témoignait
u'ils n'y étaient pas indifférents; d'autant plus
ue les observations du savant anatomiste ten-
aient à établir une accablante identité. Mais leur
urprise et celle des spectateurs fut au comble,
uand M. Dumoutier, continuant ses remarques,
ommença à parler de la personne dont il tenait
i tête, et assura qu'elle devait être avare, dispo-

sée aux emportements; ajoutant d'autres détails qui tous se trouvaient parfaitement d'accord avec ce que l'on connaissait de la veuve Houet. Deux siècles plus tôt, ainsi que le fit observer le procureur du roi, une semblable divination eût conduit son auteur droit au bûcher. Et cependant M. Dumoutier n'est pas un magicien, il est tout simplement un élève distingué de Gall et de Spurzheim. »

Dans un moment où la phrénologie commence à être généralement étudiée, le fait que nous allons rapporter ne peut manquer d'exciter l'intérêt de ceux qui croient et la curiosité de ceux qui doutent encore.

En 1842, la justice est venue demander encore les lumières de M. Dumoutier. Parmi les dépouilles informes des victimes de l'événement du 8 mai, se trouvaient celles de M. Dumont d'Urville. Quelques indices désignaient un crâne comme étant celui du célèbre amiral. Le phrénologiste, à l'aide de la science, affirma l'authenticité de cette tête, seul reste du savant à qui l'on devait rendre les derniers honneurs.

Il y a quelques années, le docteur Leroy se rendit au Muséum de Versailles; il avait lu dans plusieurs ouvrages qu'on y conservait le crâne de la Brinvilliers, et il désirait étudier l'organisation cérébrale de cette femme.

L'histoire de la célèbre empoisonneuse est bien propre à éveiller cette curiosité. On doit se rappeler que Marie-Marguerite Dreux d'Aubrai fut mariée de bonne heure au marquis de Brinvilliers, mestre de camp des armées du roi; qu'une liaison coupable avec un misérable nommé Sainte-Croix la conduisit, pour cacher une faute, à son premier crime d'infanticide. Cette femme, qui avait tué son fils, ne devait pas hésiter à briser tout ce qui s'opposait à ses déréglements. Sainte-Croix, initié aux mystères de l'alchimie par un Italien du nom d'Exili, lui prêta les ressources de sa science, et successivement le père de la marquise et ses deux frères moururent subitement. Le même sort était réservé à l'époux, qui se lassait de la conduite scandaleuse de sa femme ; mais cependant les poisons, dûment expérimentés sur une femme de chambre et sur son propre fils, n'amenaient aucun résultat. Son complice, s'effrayant à l'idée d'unir son existence à celle d'un pareil monstre, administrait chaque jour un contre-poison à M. de Brinvilliers, qui vécut assez longtemps pour voir le supplice de sa femme.

Un hasard déchira le voile impénétrable qui recouvrait les exécrables actions de la noble empoisonneuse. Sainte-Croix s'était asphyxié en composant un nouveau breuvage ; la police pénétra dans son laboratoire, et les perquisitions qu'elle y fit amenèrent la découverte de sa correspondance avec la marquise. Celle-ci se réfugia dans un couvent de la ville de Liége, d'où l'agent Desgrais sut la faire sortir par ruse. Le 17 juillet 1676, la justice fut satisfaite.

Le docteur Leroy, après avoir examiné ce crâne, nia l'authenticité de cette pièce. Entre autres organes incompatibles avec le caractère du sujet, il présentait celui de la philogéniture à un degré

de développement fort remarquable, et la Brinvilliers empoisonna son fils.

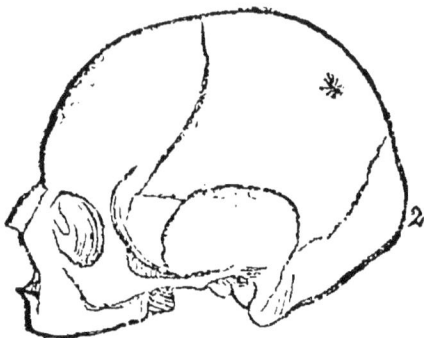

L'état des os annonçait une personne plus jeune
que la Brinvilliers, qui ne fut exécutée qu'à l'âge
de cinquante et quelques années. D'ailleurs le
crâne n'était pas en rapport avec la taille de la
marquise, dont les historiens nous ont scrupuleusement conservé la mesure.

*L'amour-propre, l'amour de l'approbation, la cir-
conspection, la ruse, la destructivité, la vénération* et
la fermeté, furent les autres penchants prédomi-
nants que le docteur Leroy remarqua sur le crâne;
il fit part, en se retirant, de ses doutes au conservateur.

Quelque temps après, ce dernier trouva sur un
inventaire de la bibliothèque un article ainsi
conçu : *Tête de madame Tiquet*. Il devint évident que
le crâne si longtemps livré à la curiosité publique
pour celui de la marquise de Brinvilliers était le
crâne de madame Tiquet.

M. Leroy, à qui le conservateur en écrivit, pensa
qu'à l'aide de son appréciation cranioscopique on

ourrait trouver des renseignements, dans les
* causes célèbres*, sur la vie de cette dame Tiquet,
es observations ne lui laissant nul doute que ce
râne n'eût appartenu à une personne pousssée au
rime par ses mauvais instincts. L'ouvrage fut
onsulté, et les détails qu'on y lut confirmèrent le
ugement du savant phrénologiste.

Angélique-Nicole Cordier est en effet une de ces
mmes qui ont payé de leur tête une affreuse re-
ommée.

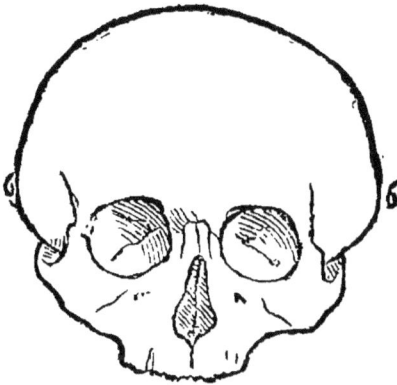

Elle était grande et belle. Restée orpheline de
nne heure, et pouvant disposer d'une grande
rtune, elle choisit, parmi ses nombreux admira-
urs, celui qui sut le mieux flatter sa vanité. M. Ti-
et, conseiller, lui offrit, le jour de sa fête, un
uquet de fleurs montées avec des diamants, et
mporta sur ses rivaux.

Après deux ans de mariage, les ressources de
Tiquet, par suite de fausses spéculations, venant
diminuer, avec sa fortune s'en alla l'amour de
femme. Froissée de ne pouvoir plus mener une

existence aussi brillante, elle se prit à haïr son mari, et tous ses mauvais instincts reparurent avec ce sentiment, la destructivité surtout, car de ce moment elle résolut la mort du conseiller.

Plusieurs fois ses tentatives d'assassinat échouèrent; mais un soir, en rentrant chez lui, M. Tiquet fut atteint d'un coup de pistolet dirigé par son portier, le complice de sa femme.

Pour détourner tous les soupçons, le lendemain de l'événement elle alla dans une réunion nombreuse, où sa dissimulation trompa tout le monde.

Néanmoins, sur quelques indices on l'arrêta. Alors, dit l'instruction, une dame se trouvait dans son appartement. Elle la pria de ne pas la quitter; son amour-propre répugnait à se trouver seule avec *cette canaille*, comme elle appelait les estafiers.

Après avoir requis l'apposition des scellés et embrassé tendrement son fils en lui cachant ses larmes (philogéniture), elle se laissa conduire en prison. Le sentiment de vénération existait aussi chez elle, car elle reçut d'une façon édifiante toutes les consolations de la religion.

Enfin, l'énergie dont elle fit preuve, le jour de l'exécution, en voyant son complice monter avant elle sur l'échafaud, et en aidant elle-même aux apprêts de sa dernière toilette, justifie le développement de l'organe de la fermeté, remarqué sur le crâne du Musée de Versailles; tous ces faits réunis viennent démontrer l'exactitude des observations du docteur Leroy, et pour ainsi dire l'infaillibilité

le la science, lorsqu'on n'exige pas d'elle plus
qu'elle ne peut donner.

Nous ne multiplierons pas davantage les exemples; nous aurons l'occasion, à mesure que nous
avancerons, d'en rapporter quelques-uns encore.
Ceux-ci doivent, au reste, déjà donner au lecteur
une idée de la valeur d'induction de la phréno-
ogie.

V

APPLICATION AU ROLE DE LA FEMME DANS LA SOCIÉTÉ.

La règle des relations des hommes entre eux
levrait peut-être, avant tout, s'appuyer sur la
connaissance de l'homme.

La phrénologie, comme science anthropologique
complète, ainsi que l'a fort judicieusement fait observer un phrénologiste, est donc destinée à fournir les éléments d'une véritable hiérarchie sociale.
Une fois les facultés humaines fondamentales bien
déterminées, la règle des rapports sociaux n'est
plus qu'une déduction.

En effet, la destinée de l'homme, ici-bas, est la
gestion, l'exploitation du globe qu'il habite; cette
gestion embrasse une série de travaux, de fonctions qui suivent une marche ascensionnelle, depuis l'humble labeur du terrassier jusqu'aux su-

blimes occupations d'un Newton ou d'un **Cuvier**.
A cette série de fonctions, de travaux, correspond
une série de travailleurs, de fonctionnaires, destinés par la nature à exercer leur genre d'activité,
résultat de l'organisation cérébrale dont ils sont
doués, à remplir le genre d'occupations qui y correspond. En s'appuyant sur cette base, on ne fera
plus d'un poëte un mathématicien, ou d'un mécanicien un musicien, etc. Dans cette immense
échelle dont je viens de parler, chacun pourrait
avoir son échelon, et les degrés inférieurs, pour
être plus bas placés, n'en seraient pas moins nécessaires à l'harmonie générale. La bonté du mé-
canisme consisterait donc à placer chaque individu
dans des circonstances telles qu'il pût se développer librement et choisir la fonction qui correspond
à ses penchants, à ses facultés et à ses aptitudes,
sans danger pour lui individu comme pour la
masse.

Si, comme on l'a dit, les devoirs de la société
consistent à favoriser le développement de toutes
les individualités et à les harmoniser dans une
tendance générale vers un but commun; s'ils doivent tenir compte de la valeur de chacun; s'ils
doivent établir les droits en proportion du mérite
personnel et partager l'œuvre sociale suivant les
aptitudes de chaque organisation et dans l'intérêt
de tous; c'est encore à la phrénologie qu'il faut
avoir recours; elle seule peut spécifier les individualités, en déterminant les lois organiques qui
les commandent.

La phrénologie est donc une science qui, dans

s applications, peut être éminemment utile à la
ociété.

Notre tâche serait trop longue, elle nous en-
aînerait au delà de nos limites, si seulement
ous nous livrions à l'énumération des points pour
squels elle pourrait être utile. Bornons-nous ici
expliquer, d'après notre philosophie, la pre-
ière de toutes les relations sociales, celle de
omme et de la femme, et voyons comment la
rénologie résout cette question soulevée par
utes les religions : Quel doit être le rôle de la
mme dans la société?

Dans l'antiquité, de nos jours encore, chez les
uples sauvages et parmi les nations civilisées,
femme n'a qu'un rôle fort secondaire. Les an-
ens la traitaient comme une chose; ils l'ache-
ient et la revendaient. A Sparte, on se la prêtait
ur donner de beaux enfants à la république;
me la frappait de mort pour la plus légère faute.
l ne soupçonnait la destinée que les femmes
uvaient accomplir. Aristote se demandait même
elles étaient susceptibles de vertu! Les habi-
ns de l'intérieur de l'Afrique, les Patagons, les
uples nomades de l'Asie, les emploient aux tra-
ux les plus durs. Les Orientaux les enferment
ns les harems, d'où leur voix ne se fait jamais
tendre; chez nous leur influence est plus grande;
anmoins, la loi ne les met pas sur la même li-
e que les hommes, et les écarte des affaires pu-
ques.

On a dit que cette sujétion provint, dans les
miers temps, de l'infériorité musculaire des

femmes. On en a déduit alors une infériorité d'intelligence qui les a empêchées, sinon de conquérir une place supérieure dans la société, du moins de rétablir l'équilibre entre les deux sexes.

La première assertion est évidente; il suffit d'une simple comparaison pour s'en convaincre. Généralement la femme est plus petite, son corps est plus délicat, ses membres sont plus courts et proportionnellement plus frêles. Sa constitution lymphatique contribue encore à rendre sa force moindre que celle de l'homme.

La seconde est fausse, non pas que nous prétendions qu'il y ait une identité parfaite dans les pouvoirs intellectuels des deux sexes, mais nous admettons des puissances équivalentes, car, de même que dans l'ordre physique la nature a donné à chacun des organes propres à la mission qu'elle veut leur faire remplir, de même elle a distribué, dans l'ordre moral, à chacun d'eux, et au degré nécessaire, les différents éléments dont la réunion doit concourir au but qu'elle s'est proposé.

Les attributions de la femme ne sont pas les mêmes que celles de l'homme; mais, ce qu'on ne peut nier sans injustice, c'est que le rôle de la femme est aussi beau, aussi grand et aussi complet que celui de l'homme; leurs œuvres, quoique diverses, sont solidaires et parallèles.

Quelle est la nature de la femme? Si nous prenons un corps de femme, la science démontrera cette proposition et nous viendra en aide pour résoudre notre question.

Nous ne pensons pas qu'elle arrive à une formule différente de celle admise par tous les bons
sprits de l'époque, mais nous voulons prouver,
ar cet exemple, la supériorité des sciences d'ob-
rvation, en montrant les limites matérielles
u'elles imposent aux déductions spéculatives
u'on est porté à tirer des faits observés.

La nature a voulu que l'espèce humaine se re-
ouvelât aussi par le concours de deux individus,
mblables par les traits les plus généraux de leur
rganisation, mais destinés à y coopérer par des
oyens particuliers et propres à chacun. La diffé-
nce de ces moyens constitue le sexe dont l'es-
mce ne se borne point à un seul organe, mais
étend par des nuances plus ou moins sensibles à
utes les parties, de sorte que la femme n'est pas
mme seulement par un endroit, mais encore par
utes les faces sous lesquelles elle peut être envi-
gée. L'anatomie nous fournit les preuves phy-
ques de cette description différente.

Ainsi, en plaçant un torse de femme entre deux
gnes parallèles, dirigées perpendiculairement
ar le point extrême des épaules, on voit que le
assin dépasse ces limites chez la femme; en opé-
nt de nouveau sur un torse d'homme, le bassin
e ce dernier y reste contenu, tandis que les épau-
s les dépasseront (voir page ϒ϶Ι). D'où il résulte
ue la poitrine est plus développée chez l'homme,
qui la force a été dévolue; chez la femme, au
ntraire, c'est la partie où s'accomplit l'œuvre de
génération, à laquelle elle est destinée, qui a
plus d'extension.

En donnant à l'homme une constitution éner
gique pour qu'il concoure puissamment à la fi:
qu'elle se propose, la reproduction de l'espèce, l
nature précautionneuse ne s'est pas contentée d
le doter d'un instinct impérieux, elle l'y appell
encore par un attrait irrésistible en réunissan
chez la femme toutes les grâces et tous les charme
possibles.

Le système lymphatique et cellulaire dominan
dans la constitution de la femme, ses chairs son
plus molles et plus transparentes; sa figure es
plus ronde, son cou, que ne déforme pas la saillie
du larynx, est plus long et plus souple, ses contours sont plus suaves, tout son ensemble enfir
est plus gracieux et plus séduisant que celui de:
l'homme, dont tout l'extérieur est en général marqué par des contours anguleux et plus hardis.

L'esprit observateur arrive à distinguer dans la:
plus petite partie du corps humain la révélation
de la grande loi à l'accomplissement de laquelle:
les sexes sont appelés.

Par conséquent l'homme et la femme sont deux:
natures qui, pour en arriver là, combinent et:
compensent leurs éléments. Jusqu'ici quel motif'l
de donner la supériorité à l'un plutôt qu'à l'autre?

Si nous cherchons les caractères distinctifs que:
le sexe imprime à la constitution cérébrale, nous:
verrons que la forme de la tête de la femme est à
bien différente aussi de celle de l'homme et indique une destination différente. De même que ce:
sont les parties du corps destinées à la reproduction de l'espèce qui se trouvent les plus déve-

loppées, de même, dans le cerveau, ce sont les organes qui président à la conservation de la famille qui se trouvent dominer dans la tête de la femme. Nous avons montré que ces organes siégent à la partie postérieure; si l'on compare la tête de la femme à celle de l'homme, on voit qu'elle est gé-

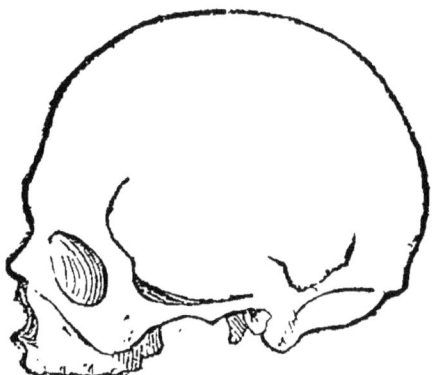

néralement plus allongée du front à l'occiput et présente moins de largeur d'une tempe à l'autre. Mais ce n'est pas seulement par le volume de la partie postérieure (2) où siége la philogéniture

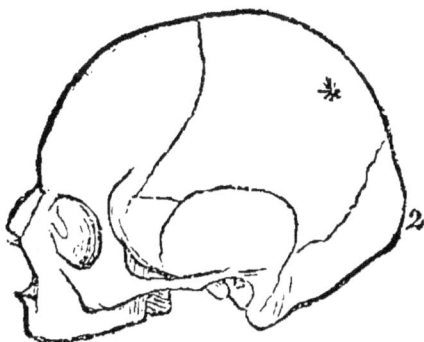

que la tête de la femme se différencie de celle de l'homme, le front est moins développé, et parmi les organes les plus saillants on y remarque encore l'attachement, l'amour de l'approbation, la bienveillance, l'idéalité et la vénération ; toutes facultés qui viennent en aide au vœu de la nature.

En général, on ne prête pas assez d'attention à l'harmonie qui existe entre les lois morales et les lois physiques. Nous avons vu que la nature s'était plu encore à réunir sur la femme tous les charmes possibles, afin d'assurer l'accomplissement de son vœu. Elle devait donc en même temps créer chez la femme un besoin d'en faire usage.

Elle lui donne à un haut degré l'amour de l'approbation, l'attachement et la bienveillance qui la portent à plaire, à accueillir, à captiver. Lorsqu'elle exerce ces sentiments pour un seul, c'est l'amour; car l'instinct seul de la reproduction rarement l'incite. Quand elle les adresse à tous, ils réunissent autour d'elle les différents membres d'une société, préparant et facilitant ainsi, entre les hommes, les rapports de commerce si nécessaires à la civilisation.

L'attachement lui inspire ce dévouement dont les femmes ont donné tant de preuves pour les objets de leurs affections; ce dévouement aveugle que l'injustice et parfois les mauvais traitements n'émoussent jamais, ce dévouement qui soutient l'homme dans ses pénibles travaux, qui l'empêche de succomber au désespoir, qui lui sacrifie tout, le sauve et lui rend l'énergie.

Le sentiment de philogéniture lui fait oublier au premier cri du nouveau-né les souffrances qu'il vient de lui coûter ; il lui inspire, alors que 'enfant n'a d'autre titre que sa faiblesse et son manque de secours, ce courage qui les soutient dans tous leurs soucis, dans toutes leurs peines pour l'élever ; il lui donne encore la force, lorsque chétif, le petit être nécessite des nuits passées à veiller et des jours consumés à le calmer et le soulager.

L'attachement sublime et profond qui se joint à cette faculté imprime à l'éducation qu'elle donne le sentiment religieux et le respect profond pour la famille, ces deux sources fécondes de la morale.

Mais ce n'est pas à cela seul que se borne la destination particulière que la femme a dans la société, et nous ne partageons pas l'avis de Roussel, qui dit dans son système physique et moral de la femme : « Lorsqu'elle s'est acquittée de l'allaitement, qui est une des fonctions qui la distinguent spécialement de l'homme, la tâche de la femme est finie. Après avoir donné la vie à un nouvel être, elle lui a donné la force de la conserver lui-même. Tout ce que la nature avait fait de particulier pour la femme n'était que pour la conduire là : lorsqu'elle y est arrivée, le plan de la nature est rempli. »

Pour nous, nous pensons que la direction première de l'homme, celle qui influe presque toujours sur sa vie entière, appartient exclusivement à la femme, mais ce rôle doit s'arrêter là ; et encore, pour le remplir convenablement, aujourd'hui l'éducation de la femme n'est point assez avancée pour diriger les jeunes intelligences qu'elles élèvent.

Aussi les voyons-nous obligées de mettre leurs fils, lorsqu'ils sont sortis de la première enfance, dans les colléges et les pensions, où la science leur est tant bien que mal inculquée, mais surtout où les qualités morales croissent comme elles peuvent à travers les influences bonnes et mauvaises qui se croisent dans ces microcosmes.

Cette éducation, qui est presque tout entière à faire, se complétera, il faut l'espérer, et les femmes seront à même, de ce côté, de remplir leur mission dans toute son étendue. Si nous voulions une preuve irrécusable de ce rôle éducateur que nous assignons à la femme, nous la trouverions dans la constitution morale des hommes qui se sont voués à l'éducation de l'enfance. La forme de leur tête se rapproche beaucoup de celle de la femme, l'amour des enfants qui domine lui donne la forme allongée que nous avons vue caractéristique au type féminin.

Les organes de l'amour des enfants, de la bienveillance, de la fermeté, constituent le caractère patient, juste, bienveillant qui lui fait aimer l'enfance, la traiter avec franchise et bonté. Sa constitution intellectuelle, où domine l'éducabilité, lui permet d'établir une variété attrayante dans les travaux intellectuels. L'organisation cérébrale de l'abbé Gaultier en est un bel exemple.

Le buste moulé sur nature de Choron présente la même forme générale, plus un développement très-grand de la musique; aussi s'est-il livré à l'enseignement de cet art avec passion, aux dépens de ses intérêts mêmes. En voici un trait :

Choron fonda, on le sait, un institut de musique religieuse. Un jeune mendiant chantait dans la rue, il l'écoute, sa voix lui plaît ; il l'emmène chez lui, le présente à sa femme, en lui annonçant sa volonté de le recueillir et de pourvoir à son éducation. A de justes représentations, il s'écrie, pour toute réponse : « Ame vénale ! je vous parle d'une misère à détruire, d'un diamant à tailler, d'un ténor enfin, et vous me parlez d'argent ! » L'enfant est aujourd'hui célèbre, son nom n'est pas notre secret.

Mais quant à vouloir faire remplir aux femmes les mêmes fonctions administratives ou publiques qu'à l'homme, c'est chose impossible ; le développement de leurs facultés, à éducation égale, s'y refuse, même pour les arts. Pour n'en citer qu'un exemple, prenons l'organe de la musique. Certes, sous le rapport de l'éducation musicale, les garçons sont plus négligés que les demoiselles ; cependant nous ont-elles jamais donné des compositions à opposer à celles de Mozart, d'Haydn, de Gluck, de Rossini, de Meyerbeer? Un grand nombre de femmes s'est adonné exclusivement à la peinture : combien ont laissé de noms, je ne dis pas comme Raphaël ou Rubens, mais de noms dont on garde le souvenir? Ainsi se trouve détruit l'argument des auteurs modernes qui attribuent l'infériorité d'intelligence de la femme à son éducation particulière ; sans doute elle y contribue, mais c'est surtout à leur nature propre qu'elle est due.

Si l'on nous objecte des femmes célèbres dans

une autre sphère, comme Mme de Staël et Catherine II de Russie, nous dirons d'abord qu'on en
compte fort peu, que par conséquent ce sont des
exceptions sur lesquelles il faut bien se garder de
déduire une règle. D'ailleurs, l'organisation de ces
femmes justifie leur excentricité en se rapprochant
de celle de l'homme, aussi bien par les formes du
corps que par les manifestations de leur intelligence.

Sur le profil de Catherine II vous ne voyez pas

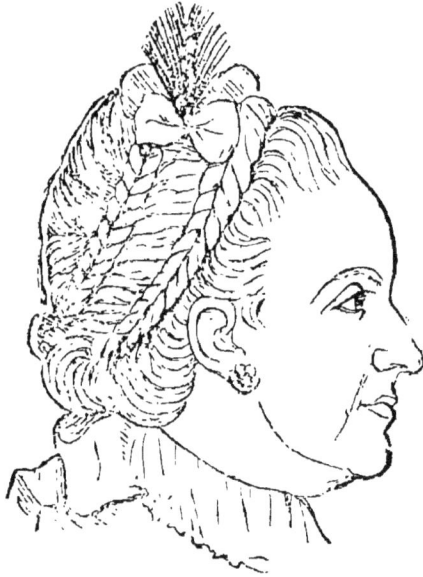

la forme allongée qui distingue les crânes de
femme. Comme celle des hommes, elle est carrée
et largement développée dans la partie postérieure
supérieure; c'est là qu'on peut lire l'ambition qui
porta l'impératrice à désirer le trône des czars, la
fermeté et le courage qu'elle déploya dans l'ac--

omplissement de son œuvre, qui ne la fit point eculer devant le meurtre de Pierre III, son mari. La haute intelligence avec laquelle elle gouverna son pays se traduit sur ce front élevé, et l'on rouve l'explication des désordres de sa vie privée dans le grand développement de l'organe de l'a-nativité.

D'ailleurs, la société n'est-elle pas assez élasti-que et ne laisse-t-elle pas se développer ces natu-res exceptionnelles? Si on avait un reproche à lui faire, ce serait au contraire d'élever trop facile-ment sur le pavoi les femmes qui échappent à leur mission, et à engager ainsi une foule d'entre elles à sortir des voies que leur a tracées la na-ture, sans y être appelées par une organisation exceptionnelle.

« Que si le mauvais destin des femmes ou l'ad-miration funeste de quelques amis, dit Cabanis, les pousse dans une route contraire; si, non con-tentes de plaire par les grâces d'un esprit naturel, par des talents agréables, elles veulent encore étonner par des tours de force, et joindre le triom-phe de la science à des victoires plus douces et plus sûres, alors presque tout leur charme s'éva-nouit : elles cessent d'être ce qu'elles sont en fai-sant de très-vains efforts pour devenir ce qu'elles veulent paraître... Et pour le petit nombre de celles qui peuvent obtenir quelques succès véri-tables dans ces genres tout à fait étrangers aux facultés de leur esprit, c'est peut-être pis encore. Dans la jeunesse, dans l'âge mûr, dans la vieillesse, quelle sera la place de ces êtres incertains qui ne sont, à proprement parler, d'aucun sexe ? Par quel attrait peuvent-elles fixer le jeune homme qui cherche une compagne ? Quels secours peuvent en attendre des parents infirmes ou vieux ? Quelles douceurs répandront-elles sur la vie d'un mari ? Les verra-t-on descendre du haut de leur génie pour veiller à leurs enfants, à leur ménage ? Tous ces rapports si délicats, qui font le charme et qui assurent le bonheur de la femme, n'existent plus alors : en voulant étendre son empire, elle le détruit. En un mot, la nature des choses et l'expérience prouvent également que si la faiblesse des muscles de la femme lui défend de descendre dans le gymnase et dans l'hippodrome, les qualités de son esprit, et le rôle qu'elle doit jouer dans la vie, lui défendent plus impérieusement peut-être de se donner en spectacle dans le Lycée ou dans le Portique. »

On a vu cependant quelques philosophes qui, nous l'avons dit, ne tenant aucun compte de l'organisation primitive des femmes, ont regardé leur faiblesse physique elle-même comme le produit du genre de vie que la société leur impose, et leur infériorité dans les sciences ou dans la philosophie abstraite, comme dépendant uniquement de leur mauvaise éducation. Ces philosophes se sont appuyés de quelques faits rares, qui prouvent seulement, ainsi que nous l'avons démontré, qu'à cet égard, comme à plusieurs autres, la nature peut franchir quelquefois par hasard ses propres limites. Mais il s'agit de savoir si d'autres habitudes ne conviennent pas mieux à la femme ; si elle ne les

rend pas plus naturellement; si, lorsque rien
l'accidentel et de prédominant ne violente son
nstinct, elle ne devient pas ce que nous disons
u'elle doit être, et ne prend pas la véritable place
u'elle doit occuper dans le monde.

Quant à déterminer l'emploi le plus propre et le
lus utile que la femme puisse faire de son intel-
igence, c'est une question à laquelle les mora-
istes n'ont pas assez mûrement réfléchi; nous
vons cherché à prouver que la direction de l'en-
ance lui appartenait spécialement, que cette es-
èce d'intuition de cette partie de la philosophie
iorale qui porte directement sur l'observation du
œur humain l'y disposait naturellement. Cette
agacité que possède la femme à démêler chaque
rait, et même chaque nuance du caractère, lui
ermet de saisir ce qu'il y a de bon et de mauvais
ans les inclinations de l'enfance; mais la science
eule peut lui fournir les données d'éducation en
ii désignant les sources auxquelles elle doit les
apporter, et les éléments divers qui peuvent lui
ervir à augmenter le bon, ou l'aider à combattre
e mauvais des tendances du moral de l'enfant.

Mais la direction est double, et l'esprit est là
ui réclame aussi sa part de culture, et c'est encore
la femme que cette tâche devrait être dévolue;
n intelligence lui permet de fournir largement
l'éducation intellectuelle qu'on appelle générale.
ette instruction première, nous ne la bornons pas
ux notions générales que tout individu doit sa-
oir : lire, écrire, calculer; nous l'étendons aussi
ux éléments de grammaire, d'histoire, de géogra-

phie; beaucoup de mères ne le font-elles pas pour la musique?

L'activité de la femme, au lieu de se répandre au dehors, se concentrant ainsi sur les soins de tout ordre que réclame l'enfance, lui fera conqué-rir toute son influence dans la société; car toute bornée qu'elle soit à s'exercer dans la vie privée, comme épouse et surtout comme mère, l'influence de la femme est immense; Leibnitz n'a-t-il pas dit: « Celui-là qui est le maître de l'éducation, peut changer la face du monde ? »

VI

APPLICATION A L'ÉDUCATION.

Quelque rapide et incomplet qu'ait été notre exposé de la doctrine phrénologique, il suffit ce-pendant pour détruire l'hypothèse admise par les anciennes méthodes sur l'égalité native de toutes les intelligences, et par conséquent sur la puis-sance créatrice de l'éducation. En considérant l'homme naissant comme une table rase sur la-quelle on pouvait imprimer arbitrairement tel ou tel caractère, l'ancienne philosophie enlevait à l'éducation toute portée sociale; elle la privait de son influence de direction spéciale suivant l'orga-nisation individuelle.

La phrénologie, en prouvant que l'éducation ne

prée aucune faculté, qu'elles existent toutes fon-
damentalement ; que chaque individu humain a
reçu de la nature, en vertu de son organisation,
des penchants, des sentiments et des aptitudes
déterminés, lui rend sa juste valeur. Mais si le
pouvoir de l'éducation est borné, comme celui
des choses extérieures et des institutions, à n'apporter que des modifications aux éléments déposés
par Dieu dans chaque organisation, ces modifications seront d'autant plus profondes et efficaces
qu'elles reposeront sur une étude plus éclairée de
la constitution humaine. Notre chapitre précédent
nous dispense d'entrer dans de plus grands détails
sur l'opportunité de cette connaissance, nous aurons d'ailleurs plus d'une fois l'occasion d'y reve-
nir. Le but de l'éducation doit être le même pour
tous, mais il y a deux directions à imprimer,
puisque la nature de chaque organisation est
double : l'une morale, l'autre intellectuelle.

Jusqu'ici on n'a pas donné assez d'attention à
ces deux routes parallèles dans lesquelles il est
nécessaire de conduire l'enfant pour le rendre
homme ; on a négligé d'en faire la distinction, et
sans même chercher à les confondre ou à prendre
une sorte de résultante, on a suivi seulement une
ligne sans songer qu'il n'y avait de but à atteindre
qu'autant que l'on conserverait l'harmonie.

L'éducation, telle qu'elle est communément entendue encore aujourd'hui, comprend seulement
la direction individuelle, personnelle ; celle qui tend
à élever l'individu dans la hiérarchie sociale par
la puissance de son intelligence.

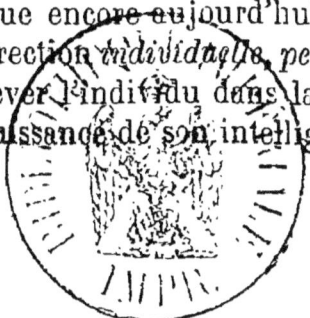

7

L'instruction étant la seule route où l'homme puisse atteindre à cette élévation, on ne s'occupe donc que de la culture des facultés de l'esprit.

L'instruction et l'éducation, distinguons-le bien, sont deux choses qui, pour être fort étroitement liées comme résultat, n'en présentent pas moins une grande différence dans leur objet par la nature des pouvoirs qu'ils ont à développer. L'*instruction* comprend seulement ce qui a trait au savoir de l'enfant; elle cultive et développe les facultés de l'intelligence; tandis que l'*éducation* a pour but la direction des facultés constituant la nature affective et morale qu'elle approprie à la destination collective de l'humanité.

La science, comme système philosophique, nous donnant le catalogue des facultés fondamentales qui entrent comme éléments producteurs de notre conduite, il est facile de rapporter à chacune d'elles les actions qui en dépendent et d'avoir ainsi le moyen de fixer nettement son attention sur les tendances des enfants.

En nous montrant en outre l'influence mutuelle des facultés, elle prouve l'importance de la doctrine pour la direction de l'éducation, car nous l'avons dit : si tous les hommes ont les éléments instructifs, moraux et intellectuels qui sont caractéristiques de la constitution humaine, ces pouvoirs sont diversement développés suivant les individus.

L'éducation doit d'abord se proposer d'équilibrer chaque individualité, lorsque quelques-unes des facultés viennent à prédominer, afin de les pproprier aux nécessités générales de la société ; ais l'éducation ne peut arriver à ce but qu'en terrogeant la phrénologie, car elle ne dirigera développement des dispositions naturelles, elle e préviendra l'abus de leur emploi qu'en exer- nt certaines facultés qui les excitent si elles nt trop fortes ; les facultés jouant, comme la ience va nous le démontrer, vis-à-vis les unes es autres le rôle d'auxiliaire ou d'antagoniste.

§ 1. — ÉTUDE DE LA CONSTITUTION CÉRÉBRALE DE L'ENFANT.

La mise en activité de chacune des facultés 'apparaît point dès la naissance ; elle se mani- ste à des époques successives de l'accroissement ; est donc indispensable de commencer par étu- er les différences que présentent aux divers es l'organisation cérébrale.

Gall a esquissé quelques points de cette belle volution des facultés, en montrant que les modi- ations que subit la forme de la tête sont déter- inées par le développement successif des divers ganes cérébraux. Il a fait remarquer que le front, tit, étroit et court à la naissance, se bombe d'une anière sensible vers quatre à cinq ans pour con- ituer l'ensemble appelé par lui éducabilité * : Ainsi, dès cette époque, dit-il, l'enfant regarde ngtemps et avec attention tous les objets, les mpare entre eux ; en peu d'années il acquiert ne somme énorme des connaissances du monde ui l'entoure, et nous étonne par ses questions et

par ses observations. Mais plus tard ces parties
fr ntales se mettent, chez la plupart des in lividus,
en équilibre avec les autres parties, le front perd

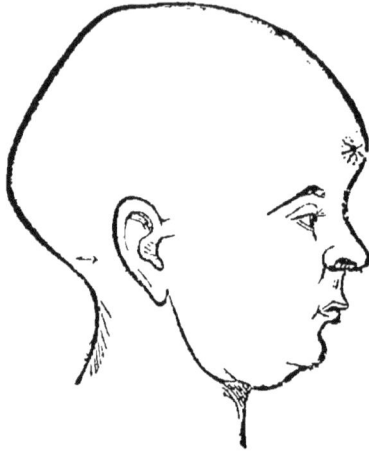

de sa convexité au point même de reculer chez
beaucoup de sujets, et le petit prodige rentre dans
la foule des enfants médiocres. »

La partie postérieure de la tête présente à son
tour des modifications aussi tranchées ; le cervelet occupe, nous le savons, les fosses occipitales
situées à la base du crâne ; dans les premières années, il est très-peu développé en comparaison du
reste du cerveau ; aussi chez les enfants le crâne
se rétrécit dans cette région (—) comme l'indique
la figure ci-dessus. « Mais quelle différence, ajoute
Gall, dans le garçon de douze ans ! Les fosses occipitales se prononcent déjà au dehors par des
proéminences bombées ; les procès mastoïdien
sont bien plus écartés, la base postérieure est bien
plus large, etc., et tout cela, parce que le cervelet se développe maintenant bien davantage, com-

rativement aux autres parties cérébrales. » Or
qui arrive pour les parties cérébrales dont nous
nons de parler a lieu même pour toutes les
tres.

On comprend, tout d'abord, combien la con-
issance approfondie de ces modifications que
bit le cerveau, suivant les âges, intéresse ceux
i veulent apporter des améliorations aux sys-
mes d'éducation en vigueur. Mais ces notions
ysiologiques sont également nécessaires aux
rents et aux instituteurs qui veulent se mettre
la hauteur de leur mission. Leur initiation à
s connaissances les conduira à se rendre compte
s faits importants qu'ils ne peuvent apprécier
ns elles. Ainsi, pour rester sur le dernier fait
ont nous avons parlé, si le cervelet grêle et inac-
f, comme nous venons de le dire, pendant les
remières années de la vie, prend à l'époque de
puberté une revanche si souvent fatale, c'est
ue par ignorance des lois organiques on n'est
as appelé à surveiller assez à temps le dévelop-
ement de ce penchant, dont les manifestations
busives ont lieu beaucoup plus tôt qu'on ne le
ense communément. Ce n'est que lorsque les
auvaises habitudes ont porté une détérioration
ensible dans l'organisme, encore mal assis sur ses
ases, que la sollicitude des parents se trouve
veillée; forcés d'avoir recours aux hommes de
art, c'est seulement alors qu'ils ont le mot de
énigme. Nous avons été déjà consulté plusieurs
is pour des enfants de moins de six ans dont
affaiblissement de la santé ne tenait pas à une

autre cause. Les modes de satisfaction de ce penchant funeste sont nombreux et variés, mais un œil exercé et attentif parvient facilement à en surprendre la valeur.

Je me rappelle qu'un jour, témoin du mouvement imperceptible d'une petite fille de sept ans et demi, assise au coin du feu sur un tabouret, je demandai à la mère si son enfant s'abandonnait souvent à de semblables mouvements. — C'est une habitude qu'elle a contractée depuis un au environ, me répondit-elle. J'avais été interrogé plusieurs fois sur les causes du dépérissement sensible de cette jeune enfant; je venais de les découvrir subitement. — Si vous avez observé votre fille avec attention, repris-je, vous avez dû voir de temps en temps son visage pâle se colorer et ses yeux briller avec plus d'éclat? — C'est vrai! fit la mère avec inquiétude. Sa sagacité fut éclairée sur-le-champ, elle fit sortir l'enfant et reçut avec joie quelques conseils sur un régime diététique convenable.

S'il nous était loisible de développer ici les moyens à opposer à la prédominance organique de cette partie de l'encéphale, dont les abus trop faciles finissent souvent par détériorer les organisations mêmes les plus fortement constituées, nous les trouverions encore dans l'étude même des lois qui président au développement du système nerveux. Nous montrerions que la nature, en mère prudente, a pris encore ici l'initiative; elle impose à l'enfant un besoin pressant de mouvements continuels qui, tout en aidant au déve-

)ppement de sa constitution physique, détruit
insi les impulsions d'un instinct qu'il n'est
ppelé à satisfaire que lorsque ce développement
st complet. S'il nous était loisible, disons-nous,
e développer ici une théorie, nous indiquerions
e suite que les exercices de gymnastique sont le
emède premier et le plus naturel à opposer,
ue le régime végétal propre à parer cet état de
lénitude qui porte instinctivement au besoin de
épenser l'exubérance de force qui en résulte
.oit venir ensuite, et qu'enfin si ces moyens ne
arviennnent pas à réprimer complétement la
uractivité de cet organe, la phrénologie vient
ournir les dernières données du traitement; les
ffusions froides, ou même une application de
angsues sur la nuque, doivent faire rentrer dans
'état normal d'action cette partie de l'encéphale.

Les conseils de la phrénologie ne sont pas tous
'une application en apparence aussi difficile que
elles que nous venons d'énumérer; prenons pour
xemple une tête où domine l'organe de la des-
ruction. L'irritabilité et la colère sont les mani-
estations les plus habituelles où conduisent
'excès de ce penchant; si je voulais vous retracer
e tableau de la fatale influence que cette prédo-
ninance organique exerce sur l'homme, je rap-
)ellerais les éloquentes paroles de M. Cas. Brous-
ais dans le cours qu'il professa, en 1836, à la
Iaculté de médecine sur l'application de la phy-
iologie à la morale et à l'éducation. Ce médecin
, prouvé d'une manière irrécusable combien les
xcès de penchant portaient atteinte à la santé

par les mouvements désordonnés qu'ils détermi-
nent dans le cœur sous cette influence.

Cet organe, en effet, précipite le cours du sang
avec une telle force qu'il congestionne le cerveau,
en anéantit les facultés intellectuelles et opprime
les sentiments moraux. *Ira furor brevis est,* a dit
Horace, la colère est une courte démence ; rien
n'est plus vrai, car sous l'influence de cet excès
l'homme est aveugle ; il tombe au dernier rang
des animaux, privé qu'il est de ce qui l'élève au-
dessus d'eux.

« Mais la volonté saurait-elle ici conserver son
empire ? autant et plus, dit M. Cas. Broussais, que
sur bien des facultés. Je n'en veux pour preuve
que Socrate, que la nature avait créé l'homme le
plus irritable, et qui s'est fait le plus doux, le plus
patient par la seule force de sa volonté... Ne nous
faisons pas illusion cependant, ajoute-t-il, et
avouons qu'il est besoin, pour se corriger, d'une
volonté forte, aidée d'une intelligence éclairée et
de sentiments bienveillants, car le plus souvent
vous avez à lutter non-seulement contre le penchant de la destructivité, mais encore contre tous
ceux qui, analogues à lui, lui servent d'auxiliaires. »
Parmi les facultés, en effet, suivant les observations de M. Broussais, les unes sont pour ainsi dire
naturellement antagonistes et les autres auxiliaires
de chacune d'elles.

La destruction paraît avoir pour auxiliaires les
plus énergiques, le courage et le besoin d'alimentation ou la faim, dont les organes semblent faire
corps avec lui. « Personne n'ignore, dit M. Brous-

mis père, quelles scènes de fureur la faim a souvent produites sur les navires en pleine mer et dans les plages isolées, où de malheureux naufragés ont été jetés. La faim dispose éminemment à la colère les personnes chez qui l'organe de la destruction se trouve développé, et il faut de puissants motifs et beaucoup de raison pour contenir cette passion. On peut y joindre la ruse, dont l'action s'ajoute fréquemment à celle du besoin de détruire. Enfin l'orgueil et l'envie lui prêtent souvent assistance dans ces temps malheureux, où la dévastation se joint au carnage. »

Au point de vue de l'éducation, l'étude des facultés auxiliaires est peu utile, car on a rarement l'occasion d'exciter à la destruction ; ce sont plutôt les cas opposés qui se présentent et dans lesquels on doit chercher à développer les organes qui produisent des manifestations opposées. Parmi les facultés antagonistes se placent donc naturellement l'affection, la bienveillance et la justice, puis le développement de l'intelligence. Toutes les fois que vous voyez l'enfant prendre plaisir à faire souffrir ou à détruire le plus petit animal, faites appel à ses sentiments d'affection, cherchez dans les faits qui l'entourent des exemples qui puissent le frapper ; adressez-vous à son intelligence, faites-lui comprendre que ces animaux souffrent comme lui, que, comme lui, ils ont une famille ou des enfants à qui ils sont nécessaires, et qu'enfin ils ont le droit d'exister.

Nous l'avons dit, la colère est un des penchants qui se laissent le plus facilement maîtriser par la raison. Mille faits peuvent servir à le combattre : votre enfant vient-il à être témoin d'une scène de colère, portez son attention sur l'aspect hideux que présente la personne qui s'y abandonne, vous pénétrerez ainsi son esprit d'une crainte salutaire, et lorsqu'il sera prêt à s'abandonner lui-même à cet excès, il vous suffira souvent de lui rappeler le spectacle repoussant dont il a été témoin, pour qu'il s'apaise aussitôt.

Une mauvaise habitude qu'on a généralement dans le monde est de faire battre par les enfants les objets contre lesquels ils se heurtent, ou le parquet sur lequel ils tombent. Agir ainsi, c'est développer le sentiment de la colère ; il vaut mieux chercher un autre moyen de calmer leur douleur qu'en leur donnant l'idée du sentiment immoral de la vengeance. Aujourd'hui ce sentiment s'exerce sur un objet passif, demain il s'appliquera à la main qui le corrige.

« Toutes les fois que vous avez affaire à un caractère très-irritable, a dit encore avec juste raison M. Cas. Broussais, ne croyez pas qu'il faille faiblir et céder à ses exigences, comme si vous aviez peur du bruit, des menaces et de la puissance de l'enfant ; mais gardez-vous aussi d'exciter cette irritabilité par une opposition mal entendue ou injuste : cédez, si vous avez tort, en montrant par quel motif vous cédez, et résistez quand vous avez raison, non par l'emportement, non par les menaces et les coups, mais par le sang-froid et l'impassibilité. L'irritabilité la plus faible au commencement s'avise et s'élève rapidement à la plus

grande exaltation par l'opposition avec une autre
rritabilité; mais quelque vive, quelque violente
qu'elle soit, elle se brise contre la force d'iner-
ie. »

Cette modération personnelle est d'autant plus
nécessaire, que la colère étant contagieuse, on
l'expose, à en subir la réaction, et qu'après avoir
élevé la voix au-dessus de l'enfant, on pourrait
encore joindre les gestes aux paroles.

Quelquefois l'irritabilité chez les enfants arrive
à ce point que leur visage s'empourpre et qu'ils
se roulent à terre. Pour arrêter cet accès, on con-
eille aux parents de jeter un verre d'eau à la face
le l'enfant; c'est une chose néanmoins fort pré-
udiciable à la santé, et dont ils doivent bien se
garder; les exemples d'accidents graves survenus
par de semblables moyens de répression sont nombreux.

Il vaut mieux attendre avec patience la fin de
et accès, lui laver la figure et le front avec un
inge humide, que de s'exposer à une réaction
inergique. Puis, suivant le conseil de J. J. Rous-
seau, le traiter en enfant malade, l'envoyer cou-
cher et lui faire subir un traitement innocent : la
diète surtout.

En résumé, l'irritabilité, la colère, la destruction
ont des modes différents de la même faculté ; on
doit tout d'abord chercher à les modérer dans l'en-
ance en leur opposant les penchants d'affection;
puis le raisonnement, l'action des facultés intellec-
uelles vient ensuite aider à les combattre; elles
inissent, lorsqu'on ne les a pas abandonnées par

lassitude, par céder dans la jeunesse au sentiment de dignité alors si actif.

On ne doit pas oublier que nous nous sommes proposé d'esquisser seulement à grands traits ces applications. Tous ceux qui ont écrit sur l'éducation y ont consacré des volumes, et nous sommes forcé de renfermer en quelques pages notre pensée sur la valeur de ces connaissances physiologiques, quelque importantes qu'elles soient. A combien d'erreurs l'ignorance de ces faits ne donne-t-elle pas lieu de la part de ceux qui sont chargés de la direction de l'enfance! que de fois des actes de ruse sont pris pour de l'intelligence, et la mémoire comme signe d'une grande précocité sur laquelle la vanité des parents s'endort! L'exemple des jeunes calculateurs qu'il nous reste à citer va nous servir de preuve.

§ 2. — DES GÉNIES SPÉCIAUX.

CALCULATEURS.

L'instruction, telle qu'elle est donnée aujourd'hui dans nos écoles, bien qu'elle comporte beaucoup de modifications, sert encore d'une façon utile au développement des individus placés dans les conditions ordinaires et moyennes qui constituent les masses; mais pour les enfants dont l'organisation présente une aptitude spéciale et dont les manifestations font présumer à tort du génie de ces enfants, l'enseignement qui alors s'occupe d'exercer cette seule faculté aux dépens des autres

st plus qu'insuffisant, il est nuisible. Thomas fait
bserver fort judicieusement, dans l'éloge de Des-
artes, que lorsqu'il s'agit d'hommes extraordinai-
es, il faut bien moins consulter l'éducation que la
ature; que l'homme de génie se forme une éduca-
ion qui lui est propre, et qu'elle consiste, lorsqu'il
. eu préalablement les bienfaits d'un enseigne-
nent intelligent, à effacer et à perdre ce qu'on lui
vait appris. Mais il est un point sur lequel on se
rompe toujours. Il arrive quelquefois que l'on
cnfond parmi ces génies natifs de jeunes phéno-
nènes qui brillent par les saillies excentriques
l'une aptitude spéciale. En les voyant surpasser
lans les manifestations qu'ils en donnent des hom-
nes les plus remarquables de cette spécialité , on
'aveugle sur leur destinée future, on les aban-
lonne à leur propre nature afin qu'ils n'aient pas,
elon l'observation de Thomas, à perdre et à effa-
er l'éducation qu'on leur aurait donnée ; puis on
ist étonné de voir ces petits prodiges , quand ils
rrivent à l'âge mûr, ne posséder qu'une faculté
térile pour la société. C'est qu'il ne suffit pas d'une
aculté, quelque éminente qu'elle soit, pour con-
tituer un homme de génie; il faut le concours ou
a série de toutes les facultés accessoires qui lui
iennent en aide ; ainsi l'individu doué de l'organe
lu coloris ne sera jamais qu'un peintre incomplet
t fort médiocre s'il ne réunit avec l'instinct de la
orme celui de l'imitation, le sentiment du beau,
'esprit d'observation, etc.

Pour ces organisations extraordinaires, mais in-
omplètes, nous avançons que la phrénologie doit

fournir le plan d'éducation qui leur est propre.

En effet, par la cranioscopie, on est amené à reconnaître quelles sont les facultés prédominantes d'une organisation; elle constate le degré de force ou de faiblesse des autres. Les observations de la philosophie phrénologique apprennent les conditions d'équilibre indispensables entre les différents organes pour déterminer une manifestation quelconque et complète. Elle dit encore, et pour cela elle s'appuie sur des faits que nous mentionnerons tout à l'heure, que les organes prennent, lorsqu'on les exerce, un accroissement sensible, et que de cet accroissement, plus ou moins grand, dépendent des manifestations en rapport direct.

Dès lors, on le conçoit, la marche est facile à suivre. Quand on reconnaît une aptitude spéciale chez un sujet, c'est de veiller à ce qu'elle n'absorbe point toute l'activité cérébrale aux dépens des facultés dont le germe existe, mais qu'on sait devoir développer pour les faire concourir à ce but : empêcher la faculté éminente de rester stérile pour la société.

Au reste, cette théorie a déjà reçu d'heureuses applications, et si l'on veut nous permettre de rendre compte d'une consultation que nous donnâmes dans le temps sur cette matière, on en trouvera les exemples et les preuves.

C'était au sujet d'Henri Mondeux, le petit pâtre de la Touraine, que tout Paris a vu résoudre, avec une intuition plus rapide que l'éclair, les problèmes les plus ardus de l'arithmétique transcendante. Comme Vito Mangiamèle, cet autre pâtre sicilien,

lculateur surprenant, Mondeux fut présenté au
inistre de l'instruction publique ; celui-ci l'a-
essa de même à l'Institut, qui admira pareille-
ent le résultat de son aptitude extraordinaire.
uis l'Institut se contente de jouer aux problèmes
athématiques avec les petits phénomènes qu'on
i envoie, il se fait battre, et se borne à cette sim-
e constatation qu'ils sont dignes de la lutte qu'ls
t engagée, et laisse avec une insouciance cou-
ble, puisqu'il s'agit d'une chose grave qui inté-
sse la société tout entière, il laisse échapper l'oc-
sion de connaître enfin ce que l'éducation phy-
ologique promet pour l'avenir.
Le précepteur du jeune prodige, ou plutôt la per-
ane qui le produisait dans le monde, assez in-
iète de la destinée de Mondeux, vint nous de-
mder notre avis sur la direction à imprimer à
a élève.
Le cas dont vous venez me parler, lui dis-je,
ns lequel se trouve votre élève, s'est déjà mainte
s présenté ; la phrénologie a été à même de l'é-
dier sous toutes ses faces. En vous rapportant
nc ses observations et les expériences qu'elle a
tes, je répondrai à chacune des questions que
us devons nous poser :
L'enfant restera-t-il toujours doué de cette fa-
lté extraordinaire ? Persistera-t-elle après l'évo-
tion de la puberté ? N'est-il point une voie sage
ns laquelle la science peut le diriger pour qu'il
vienne, non plus le but d'une admiration fu-
e, qui diminuera certainement, et d'où dépend
fortune, mais réellement un homme utile à la

société? Faut-il abandonner l'intelligence de l'enfant à elle-même, ou la soumettre à l'enseignement universitaire?

Cette faculté du calcul persistera chez votre élève après l'évolution de la puberté.

Le résultat des observations phrénologiques démontre qu'à l'âge de puberté, des modifications dans le système moral et intellectuel se manifestent d'une manière aussi sensible que dans le système physique; toutes les particularités par lesquelles se singularisait l'enfance, ces puissances d'observation, d'induction, d'imitation, etc., perdent de leur prédominence, et lors même que l'enfant brille par une faculté spéciale, cette faculté perd aussi de son activité pour s'harmoniser avec les autres; c'est ce qu'on observe chez M. Pugliesse, de Sicile, que le docteur Fossati a présenté dernièrement à la Société phrénologique.

Comme Vito, son compatriote, M. Pugliesse possède à un haut degré la numération qu'il exerce, à l'instar de tous ces jeunes calculateurs, depuis l'âge de six ans (il était à sa dix-septième année); mais déjà le large développement de son intelligence et de son raisonnement ôte à son aptitude son instantanéité; déjà son esprit se préoccupe de la méthode; aussi ce jeune homme a-t-il créé une nouvelle science

La même observation doit être faite pour le sentiment de l'imitation. Cet organe est si prononcé chez les enfants, qu'il fait concevoir, dans le théâtre des Jeunes Elèves, des sujets remarquables pour l'art dramatique: combien peu cependant réalisent ces espérances

Ainsi, vos craintes sur l'instabilité de cette grande
ptitude au calcul, qui fait aujourd'hui la fortune
e l'enfant, sont fondées. L'organe est trop déve-
ppé pour s'éteindre tout à fait, mais il perdra ce
ractère de merveilleux qui fait un prodige de
otre élève.

Mondeux est bien différent de Vito Mangiamèle.
hez ce dernier, l'organe de numération était moins
éveloppé, et c'était à l'état de surexcitation dans
quel il entrait lorsqu'il opérait, qu'il devait d'ê-
e égal en résultat à votre élève. (Il se faisait alors
ne telle surabondance de vitalité dans la faculté
ui nous occupe et dans celles qui l'avoisinent,
ue les pulsations anormales de l'artère temporale
l'injection des veines frontales avertissaient qu'il
ait prudent de cesser les exercices.) Cette surex-
tation est confirmée par le fait qu'on observe
ans certaines inflammations du cerveau, sous
ertaines hypérémies momentanées, où la force
une faculté est décuplée au détriment de toutes
s autres.

Vito Mangiamèle était doué d'une grande intel-
gence et d'une certaine aptitude à tous les tra-
aux de l'esprit. Dans sa jeune imagination, on
ouvait déjà cette fleur poétique qui s'inspire du
ays natal, et ajoute un grand charme à une ex-
ntricité aussi sérieuse que l'arithmétique. Henri
ondeux est moins bien disposé à toute étude
rangère : l'incessante force qui le pousse à tout
ultiplier, soit qu'enfant il accumule et entasse
s cailloux du chemin, ou qu'il compte les feuilles
ue le vent d'automne précipite à ses pieds ; soit

qu'il se complaise, semblable au sphinx, à poser à un passant un problème qu'il résout au grand étonnement et parfois à la terreur de ce dernier; cette force, dis-je, laisse peu de temps à son intelligence pour apprendre le langage des salons qu'il fréquente, et les sciences accessoires sans lesquelles son aptitude singulière deviendrait stérile.

Si vous le livrez à lui-même, il court donc la chance de perdre pour ainsi dire son gagne-pain. Il aura la même destinée que tous les petits prodiges qu'il rappelle : l'écolier de Saint-Pœlten, Colborn, Jedediah Buxton et d'autres, dont voici l'histoire en deux mots :

L'écolier de Saint-Pœlten, le premier sujet extraordinaire qui fut présenté à Gall, et sur qui il confirma les remarques qu'il avait faites, d'après d'autres enfants, pour la localisation de l'organe du calcul, dont je vous parlerai tout à l'heure, était le fils d'un forgeron. Il n'avait pas reçu plus d'éducation que ses camarades. Pour tout autre objet, il était à peu près de la même force qu'eux. Il était alors âgé de neuf ans; lorsqu'on lui donnait, par exemple, trois nombres exprimés chacun par dix à douze chiffres, en lui demandant de les additionner, puis de les soustraire deux à deux, de les multiplier et de les diviser chacun par un nombre de trois chiffres, il regardait une seule fois en l'air, puis indiquait le résultat de son calcul mental avant que les auditeurs eussent eu le temps de faire l'opération la plume à la main.

Le jeune Américain Colborn qu'on présenta à

Institut, et qui étonna par la rapidité de ses opé-
ations.

On lui demandait, par exemple :

D. Que font 1,347, 1,953 et 2,091 ? — R. 5,391.

D. Quels sont les nombres qui, multipliés l'un
ar l'autre, donnent 1,242?

Les solutions suivantes furent données aussi
ite que peut le permettre la parole : 54 par 23,
 par 138, 27 par 46, 3 par 414, 6 par 207, 2
ar 621.

D. Quel est le nombre qui, multiplié par lui-
ième, produit 1,369? — R. 37.

D. Quel est le nombre qui, multiplié par lui-
ième, donne 2,401? — R. 49; et 7, multiplié par
43, donne le même nombre.

Quelquefois l'esprit de saillie utilise cette pré-
ominance.

Colborn était prompt à la repartie, et quelque-
ois mordant. Une dame s'était divertie à lui demander combien font trois zéros multipliés par
ois zéros?

« Précisément ce que vous dites : rien du tout.»

Un petit pâtre, dont le nom m'échappe, et qui
ut amené à d'Alembert, avait aussi une éton-
ante facilité de numération. « Mon enfant, voilà
ion âge; combien ai-je vécu de minutes? » L'en-
ant se retira dans un coin de la chambre, cacha
on visage dans ses deux mains, et vint un mo-
ient après répondre à d'Alembert, arrivé à peine
la moitié du calcul qu'il avait entrepris la plume
la main. Le philosophe achève son travail; les
eux résultats n'étaient pas d'accord. L'enfant re-

tourne dans son coin, refait son calcul, et revient en assurant qu'il ne s'est pas trompé. D'Alembert vérifiait ses chiffres. « Mais monsieur, dit tout à coup l'enfant, avez-vous songé aux années bissextiles? » D'Alembert les avait oubliées, et le petit pâtre avait raison. Jedediah Buxton, qui montre que quelquefois l'énorme activité d'une faculté absorbe toute l'énergie des autres, fut un jour mené à une représentation du célèbre Garrick : on l'interrogea sur la sensation qu'avait dû produire en lui un spectacle si nouveau. Il répondit en donnant le total des mots prononcés par le célèbre acteur.

Comme tous ces petits phénomènes que je viens de vous citer, organisations incomplètes et inutiles, votre élève aura l'honneur d'être consigné dans les annales d'une société savante, à côté de toute autre excentricité du même genre, et ce sera tout. Vous concevez donc qu'il faut lui donner une éducation propre à développer son intelligence. L'université y pourvoira, mais ne la dirigera pas dans le sens de sa faculté prédominante. En faisant déteindre sur l'élève un peu de toutes les connaissances, elle ne créera qu'un homme ordinaire. Il lui faut une éducation spéciale. La science phrénologique peut seule vous donner la solution du problème qui vous intéresse.

Avant de vous dérouler le plan qu'elle suit, laissez-moi vous rapporter un des beaux résultats obtenus sur un sujet qui présente les mêmes aptitudes que Mondeux, il déterminera votre confiance,

George Bidder, comme tous les enfants qui fu-
ent présentés à Gall, manifesta dès sa plus tendre
infance la faculté du calcul. Son père le conduisit
le village en village, et de petite ville en petite
ville, pour y donner le spectacle d'une si éton-
nante particularité. L'état de pauvreté de cet homme
réduisait G. Bidder au rôle de bohémien de bas
étage. C'étaient dans les méchantes auberges, où
ogent les gens de la dernière classe, qu'ils pre-
naient leurs séjours habituels ; aussi, dans ces
réunions, dont on peut dire qu'il subissait le frot-
ement par des relations brutales, l'enfant n'avait
aucune occasion de développer son intelligence :
il ne pouvait qu'augmenter ses mauvais penchants.

M. Deville, phrénologiste anglais, fut appelé à
connaître cet enfant. Dans l'intérêt de la science,
il suivit le développement de son intelligence à
laquelle on faisait l'application du système phrénologique, en prenant soin de mouler la tête de
l'élève aux diverses époques de sa vie. — Le dessin que nous donnons plus loin est l'image fidèle
des différentes empreintes moulées sur nature.

Cette éducation, sur laquelle je reviendrai en
prenant mes conclusions, réussit de telle sorte,
qu'immédiatement après sa quatrième, George em-
brassa la profession d'ingénieur civil, qu'il poursuivit jusqu'à ce que son talent lui permît de surveiller une des portions difficiles du chemin de fer
de Birmingham.

Mais jetez les yeux sur les traits de cette figure,
vous y verrez d'abord une preuve du dévelop-

pement des organes soumis à une sorte de gymnastique intellectuelle, ensuite quels sont les organes que le phrénologiste a exercés. Il ne vous restera qu'à en tirer les déductions pour établir votre règle de conduite vis-à-vis du jeune Mondeux.

Le retrait que présente la tête dans la partie supérieure et postérieure, établit que ces change-

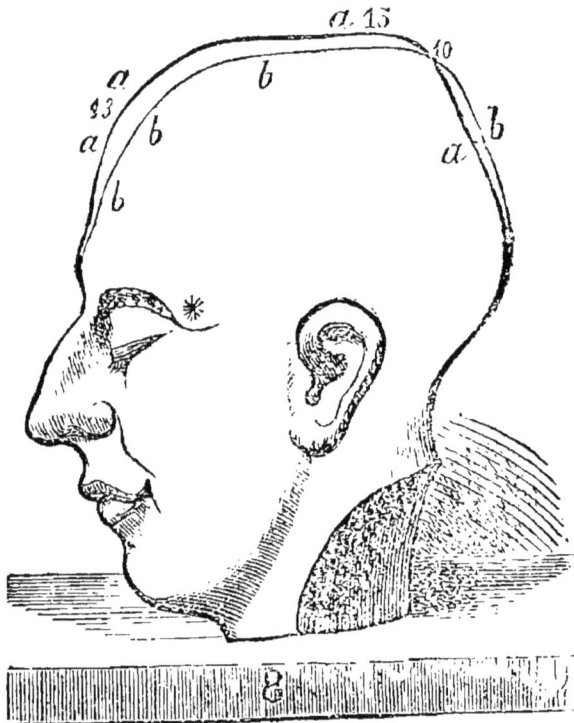

ments ne tiennent pas au développement normal, mais que la direction spéciale, l'éducation enfin, en a été la cause. Nous pouvons appuyer cette assertion d'une observation plus concluante

ncore. Tout le monde phrénologique sait maintenant que chez Broussais, l'organe de la causalité
augmenta de développement à soixante ans, comme
après sa mort on a pu le constater par l'amincis-
ement des os du front dans cette région. Cet effet
ut produit par l'énorme travail auquel le célèbre
docteur dut se livrer après son admission à la
lasse des sciences morales et politiques de l'In-
titut.

Actuellement, vous avez sous les yeux tous les
exemples recueillis par la science. Vous voyez ce
que deviennent certains hommes livrés à eux-
mêmes; vous savez quel résultat la science obtient;
e vous ai dit sa méthode; si vous l'acceptez, je
rais, permettez-moi de parler ainsi, vous donner
mon ordonnance.

Avant de le faire cependant, je veux vous mon-
rer la disposition sur le crâne de l'organe du cal-
ul, ainsi que les facultés qu'il faut développer,
afin que vous vous montriez à même de faire une
uste et clairvoyante application du système.

Cette faculté est placée à l'angle externe de l'ar-
ade sourcillère (voir page 20); il en résulte ou
'abaissement de l'extrémité extérieure du sourcil,
ou la saillie en avant de cette extrémité. Elle est
ndiquée sur ce crâne par le n° 28.

Dans le cerveau, cet organe a son siége à la par-
ie externe de la base du lobe antérieur.

L'impulsion primitive de cette faculté est la dis-
inction des nombres, le pouvoir de les multiplier
à l'infini, de les combiner de mille manières. Elle
peut exister à un point très-élevé sans que les au-

tres facultés aient rien de remarquable. Gall l'observa d'abord sur des enfants. Leur aptitude pour calculer et pour résoudre des problèmes de pure arithmétique était si grande, qu'ils étonnaient tout le monde. Leur demandait-on des raisonnements indépendants du calcul, ils ne raisonnaient plus que comme des enfants. Gall observa chez eux un développement de la partie latérale et inférieure du front.

Aussi, pour rentrer dans la question qui nous occupe, on a pensé à tort que le don du calcul, c'est-à-dire de grouper des nombres, de diviser l'espace en unités, était celui des mathématiques. Les mathématiques demandent un grand concours de facultés; elles empruntent aux facultés réflectives la logique, aux facultés perceptives (ou qui mettent en rapport avec le monde extérieur) l'étendue, l'ordre, la résistance, la forme, la durée, l'intensité du son, la division du temps.

Lorsque l'organe de l'étendue domine, comme on l'observe chez Monge, vous voyez naître la géométrie.

L'astronomie exige de plus celui des localités. La Place en est un exemple.

Le grand développement du front que présentent ces portraits prouve, au reste, que pour ces hautes sphères des mathématiques, dans lesquelles le calcul reste à la partie inférieure, comme purement matériel, il faut non-seulement le concours des facultés perceptives, mais encore un large développement des organes où siégent les pouvoirs les plus élevés de l'intelligence; ce sont en effet ces

rganisations privilégiées seules qui fournissent
es mathématiciens et les astronomes célèbres, ou
es génies supérieurs, tels que Descartes, Pascal,
eibnitz, etc.

Maintenant, j'arrive à la conclusion. Vous sentez
qu'il est plusieurs branches de la science dont la
numération fait partie, et dans lesquelles votre
élève peut également espérer de réussir. Mais,
omme pour chacune la science présente une dif-
érence, non pas dans la marche à suivre, mais
dans les organes auxiliaires à développer, il faut
nterroger d'abord l'organisation de l'enfant, afin
de s'assurer de la vocation, puis tenir compte de
a position sociale des parents, pour indiquer le
degré de culture à donner à l'intelligence, et spé-
ialiser ainsi la direction. Bien des professions
mpruntent aux mathématiques, depuis le caissier,
l'arpenteur, l'architecte, etc., jusqu'à l'ingénieur
nilitaire, le physicien et l'astronome. La peinture
ne donne-t-elle pas à la société le coloriste, le
dessinateur des fabriques, le peintre en décors
et les grands maîtres? Il en résulte que la vo-
ation pour recevoir une direction moins haute
n'est point à cause de cela faussée, que bien au
ontraire, cette direction plus humble procure à
quelques ambitions présomptueuses un présent et
un avenir assuré. Quant aux véritables talents,
elle ne doit point être un obstacle à leur dévelop-
ement. Un de nos plus célèbres paysagistes, en
egardant certaines enseignes, doit se souvenir de
on échelle et de son bonnet de papier.

Mais d'abord il convient de reconnaître si dans

toutes les facultés auxiliaires il en existe d'assez fortes pour permettre une direction spéciale. D'après l'examen cranioscopique de la tête de Mondeux, nous trouvons la constructivité, l'étendue, la configuration, etc. Mondeux, soumis à une sage direction, nous semble donc propre à reproduire l'exemple de G. Biddér, mais à une condition exclusive, ce sera de reporter toute l'activité cérébrale sur les facultés auxiliaires que nous venons de noter, au lieu de la laisser absorber par la force incessante qui le pousse à tout multiplier.

Ainsi se termina notre conversation ; le précepteur partit avec son élève, et depuis lors, je n'en ai point entendu parler. Aura-t-on suivi mes conseils ? Dieu le veuille dans l'intérêt de la société, et plus encore de l'enfant. La science en profitera, et je crains fort pour Mondeux qu'elle n'ait à enregistrer qu'un fait.

Si nous voulions une preuve de la valeur de la science pour la spécification qu'elle peut donner à cette partie de l'éducation spéciale et complémentaire qu'on appelle instruction professionnelle, et dont le choix éclairé importe autant à la société qu'à l'individu, nous la puiserions dans les ouvrages du plus haut mérite. Dans un livre sur l'*instruction publique en France*, que nous voudrions voir dans les mains de tous les pères de famille, après s'être élevé aux considérations les plus graves sur les conditions de classe et de fortune qu'exigent les diverses professions auxquelles la jeunesse peut se destiner, M. Em. de Girardin cherche à spécifier les éléments qui

oivent faire pressentir la vocation. Sans la phré-
ologie, l'illustre publiciste ne pouvait le faire
ue d'une manière vague et indéterminée. Ainsi,
l'article BEAUX-ARTS, *peintres, architectes, sculp-
urs, musiciens,* l'auteur assigne à toutes ces voca-
ions une aptitude commune : *passions vives* et
*nergiques, imagination riche, faculté d'enthou-
iasme, culte du beau.* (Si pour les autres profes-
ions M. de Girardin avait donné des spécifica-
ons psychologiques plus certaines, nous eussions
ensé que pour les cas présents, ce publiciste se
ait à son épigraphe : *L'artiste destiné à se faire
n grand renom se forme lui-même,* mais la même
ndétermination se fait remarquer partout.) Ce-
endant la peinture, la sculpture, la musique exi-
ent chacune une direction spéciale, puisqu'elles
eposent sur une organisation particulière; la phré-
ologie étant seule apte à les reconnaître, est donc
guide le plus sûr pour arriver à distinguer net-
ment les vocations.

Dans les notes suivantes, nous allons chercher
tracer rapidement quelles sont les facultés fon-
amentales qui entrent dans les talents divers dont
s manifestations simultanées donnent à l'homme
ne position spéciale dans la société.

POÉSIE.

Comme faculté fondamentale, l'idéalité (19), qui
onne cette tendance toute particulière de l'esprit
vivifier toutes choses, à nous les faire envisager
une certaine manière ; chaleur d'imagination

(sentiment du beau) ; puis le langage (33) ; l'imitation (21) prête à ce dernier la puissance de
peindre par des mots (poésie imitative) ; la mélodie (32) donne de la délicatesse à l'oreille et fait
s'exprimer par des paroles harmonieuses. La merveillosité (18) donne le goût des choses surnaturelles, les évocations. La comparaison (34) fournit
les métaphores, les allégories, les apologues. L'é-
ventualité, la mémoire des événements (30), les
faits historiques. L'estime de soi (10) et l'esprit
caustique (20) produisent l'épigramme et la satire.

THÉATRE.

Le talent d'imitation, la mimique (21), qui
donne le pouvoir de traduire avec justesse les
sentiments et les idées par les gestes, puis les autres organes viennent spécialiser le talent : l'esprit de gaieté et de saillie (20) forme le bouffon ;
l'estime de soi (10), la dignité : les tyrans et les
reines ; l'approbativité (11), la coquetterie : les
soubrettes, etc.

Si un acteur réussit dans plusieurs genres à la
fois, c'est à l'étude plutôt qu'à son organisation
qu'il le doit ; il lui faut alors une dose plus grande
d'intelligence, puis la circonspection (12) et la
ruse (7), qui le font se tenir en garde contre ses
propres émotions et le laissent tout entier aux
mouvements que son talent lui fait prêter aux
idées du poëte. Il devient artiste alors, car il crée ;
il donne à la pensée du poëte un corps qui se meut
et qui sent.

MUSIQUE.

L'organe des tons (32) donne naissance au sen-
ment de la mélodie et de l'harmonie ; l'organe
 temps (31) fournit la mesure et la cadence ; la
nstructivité donne l'adresse des mains pour
xécution.

L'imitation, ou la mimique (21), suggère la dé-
amation lyrique.

Pour le compositeur, l'idéalité et le merveil-
ux, qui créent ; le calcul, qui combine ; l'ordre,
ui arrange, se présentent d'abord d'une manière
nérale. Puis les autres organes impriment le
ractère. La vénération détermine les composi-
ons religieuses ; l'esprit de gaieté crée le genre
ger. La combativité et l'esprit d'indépendance
spirent les chants guerriers et patriotiques.
orsque les facultés réflectives dominent, vous
ez la critique musicale.

PEINTURE.

Les organes fondamentaux sont d'abord le colo-
s (26), et la configuration (23) qui produit le des-
n, puis l'imitation (21) et l'adresse des mains,
u la constructivité (9). Viennent ensuite d'une
anière générale l'idéalité (19), l'amour du mer-
eilleux (18) et la fermeté (15).

Maintenant, si à ce groupe de facultés vient se
indre l'esprit caustique (20), vous aurez les
eintres satiriques Hogarth, Biard, Grandville.

L'éventualité ou mémoire des faits (30) déterminera les peintres d'histoire; et, si le courage domine, les batailles seront les éléments historiques
que l'artiste représentera de préférence. L'organe
des localités (27) forme les peintres de paysage;
celui de la vénération (14) inspire les sujets religieux.

SCULPTURE.

En première ligne se placent l'adresse des mains,
la constructivité (9); le sens de la forme (23); la
faculté d'imitation ou la mimique (21), qui donne
pour intuition la vérité des mouvements et des
attitudes, puis le sentiment du beau, l'idéalité
(19), etc.

Nous ne pousserons pas plus loin cette esquisse
des conditions phrénologiques qui constituent
quelques-uns des divers talents; ce que nous
avons dit suffira pour montrer combien il importe
de connaître les différents éléments qui entrent
dans leur production.

Sans nous éblouir sur la valeur des théories des
sciences ainsi que des arts, nous pensons cependant que, du moment où elles reposeront sur
des bases fournies par la nature elle-même, les
hommes de génie eux-mêmes y gagneront; ils
n'auront plus à effacer ce qu'on leur aura appris
avant de recommencer une nouvelle éducation,
pour se former eux-mêmes; l'intelligence du
premier enseignement tient à ce qu'on ne sait pas

istinguer nettement les vocations et spécialiser
'assez bonne heure l'instruction.

Ainsi la science, en fournissant à l'éducation
emière de l'enfance l'époque de la mise en acti-
té de chacune des facultés, empêchera de les dé-
uire par une culture prématurée, ou de laisser
ur développement s'accomplir sans surveillance;
le fournit de plus des données précieuses à l'édu-
tion complémentaire qu'on nomme profession-
lle, en spécifiant la série de facultés qui con-
urent à produire les divers talents, le degré que
acune des facultés occupe dans l'ordre ascen-
onnel de l'aptitude, et par conséquent celles sur
squelles la culture doit porter spécialement.

La phrénologie, en outre, comme on vient de
voir, tout en tendant à mettre en valeur les vo-
tions innées, tient néanmoins compte de la po-
ion sociale du sujet; son système se plie aux
igences de fortune et aux conditions de la so-
té, sans pour cela comprimer les élans de la
ritable vocation. Cette science, qui vient au-
vant des objections en répondant à toutes les
cessités, est donc essentiellement pratique, et,
mme telle, doit être consultée comme première
dication dans l'éducation à donner aux diffé-
nts membres des classes de la société.

VIII

APPLICATION AUX BEAUX-ARTS.

Le but que l'artiste se propose dans son œuvre, soit qu'il l'imprime sur la toile ou la fasse jaillir du marbre, est de traduire à l'aide des formes ex-- térieures non-seulement le caractère du person-- nage qu'il veut rendre, mais encore le sentiment que ce personnage éprouve au moment même où il le présente.

Bien que confondues ensemble pour un même but, ces formes (qui deviennent alors des signes) peuvent être rapportées à deux chefs principaux : les unes sont données par le contour de l'orga-- nisation et la conformation des parties; ce sont les indications caractéristiques de la destination que l'être est appelé à remplir. On les nomme *phy-- siognomoniques* (de φυσις et γνομων, règle, indica-- tion de la nature). Aussi, d'après cette étymolo-- gie, qui sert de définition, on peut les étendre à tous les êtres animés, car les dispositions des ani-- maux se montrent également par leur physiono-- mie. La vitesse ne se décèle-t-elle pas dans la configuration de la biche, l'indolence dans celle de l'ours, etc., aussi bien que la configuration musculaire, les formes athlétiques d'Hercule re-- présentent la force?

Les autres signes sont appelés *pathognomoni-tes* : tels sont les mouvements des yeux, les ntractions des traits, le geste, l'attitude du rps, etc.; ils y constituent ce qu'on appelle le ngage naturel ; chaque affection intérieure a son ngage extérieur qui se traduit au dehors par des gnes constants et naturels : c'est ce langage d'ac-on qui fournit à la peinture, à la sculpture et 1x autres arts d'imitation leur puissance, parce u'il est compris de tous, des gens sans éducation des enfants ; les animaux eux-mêmes jugent ès-bien, d'après ce qui frappe leurs sens, la cause chée qui la produit.

Ici, nous pourrions déduire immédiatement utilité de ces deux connaissances pour ceux qui livrent aux beaux-arts; puis, en rappelant ce ue nous avons dit précédemment du rapport vistant entre le caractère d'un individu et la con-rmation de son cerveau, en nous appuyant en-re sur l'intuition instinctive que les anciens, ui sont restés nos maîtres, avaient de la science, ous ajouterons que la phrénologie, réunie à la hysiognomonie et à la pathognomonie, doit né-ssairement compléter l'étude théorique de l'art. ais avant de rien établir en principe, il nous mble qu'il ne serait pas inutile d'expliquer les ifférents systèmes appliqués à ces sciences, de tcher d'en faire ressortir la véritable valeur dans ne discussion où nécessairement entreront des éfinitions et des aperçus propres à initier le lec-ur à ces connaissances, ou plutôt à lui inspirer désir de les approfondir ; car, on ne doit pas

9

l'oublier, notre but est ici de donner seulement une esquisse.

Commençons donc par la physiognomonie. Et d'abord signalons quelques dissidences entre la phrénologie et le système de Lavater. Nous le faisons, plus pour éclairer la discussion que pour prendre parti contre Lavater. L'étude approfondie du pasteur de Zurich, à laquelle nous nous sommes livrés, ne nous permet pas de nous associer entièrement au sentiment critique du phrénologue que nous allons citer. Nous admettons ce qu'il a de juste, nous repoussons ce qu'il a de passionné.

« La phrénologie ne nie pas qu'il n'y ait une certaine relation entre telle ou telle conformation des parties saillantes du visage et le caractère d'un individu. Mais il a été avancé par les disciples de Lavater, et par Lavater lui-même, bien des choses que nous n'approuvons pas.

« Il est évident que l'habitude de l'application continuelle d'une faculté ou d'une passion peut se traduire sur le visage d'un individu. Cependant, vouloir inférer de la forme du nez ou du menton un caractère particulier et certain n'est pas une chose admissible.

« L'habitude qu'on a d'exercer un penchant ou une faculté, nous le répétons, donne aux muscles de la face où ils viennent se réfléter un développement spécial ; mais vouloir y lire un caractère fatal est une chose douteuse, car ce n'est point de la forme du nez ou du menton que dépendent aucune des manifestations morales d'un individu. .

us pourrons déclarer qu'un homme qui aura des
is musculeux se livre à de rudes travaux ; mais
nloir spécifier son état, boulanger plutôt que
rtefaix ou forgeron, etc., ou dire que cet homme
ité créé pour cette profession, n'est pas plus
sonnable que de voir un signe de noblesse de
e et d'aptitude au commandement militaire
1s l'expression des yeux d'un personnage. »

Ici s'arrête ce que nous pouvons jusqu'à un cer-
n point partager dans l'opinion de l'auteur cité.
s investigations physiognomoniques du pasteur
Zurich lui ont valu une réputation méritée ;
es faits recueillis par ses biographes, témoignent
sa merveilleuse facilité à deviner le caractère
m individu à la première inspection des traits ;
aloir nier Lavater, lui faire un crime de ce qu'il
i pas élevé la physiognomonie à l'état de science,
étendre qu'il n'est point parvenu à exposer les
ses de son système, sont des choses qui se réfu-
it d'elles-mêmes ; c'est aussi de la part du
rénologue nier sa dette vis-à-vis d'un créancier.
ic de vues ingénieuses la phrénologie n'a-t-elle
int empruntée à Lavater, et n'est-il pas vrai de
e que les deux systèmes se complétent l'un
atre. La discussion ainsi posée, nous ne ferons
rs nulle difficulté de reconnaître que la phréno-
jie spécifie mieux les formes particulières sur
quelles elle fonde ses jugements, et que son
ıgage est plus clair là où celui de Lavater est
gue. C'est ainsi par exemple que dans son sep-
me fragment sur la physiognomonie intellec-

tuelle, Lavater trace deux portraits; l'un est cel.
de Vésale, médecin célèbre par ses découvert
anatomiques, l'autre celui de Descartes.

« Ce portrait de Vésale, dit Lavater, mérite l';
tention du physionomiste intelligent, le nez à l
seul indique un jugement sain et solide; en d'a;
tres termes, il est inséparable d'un sens droit.

Le portrait de Descartes, selon Lavater, annon:

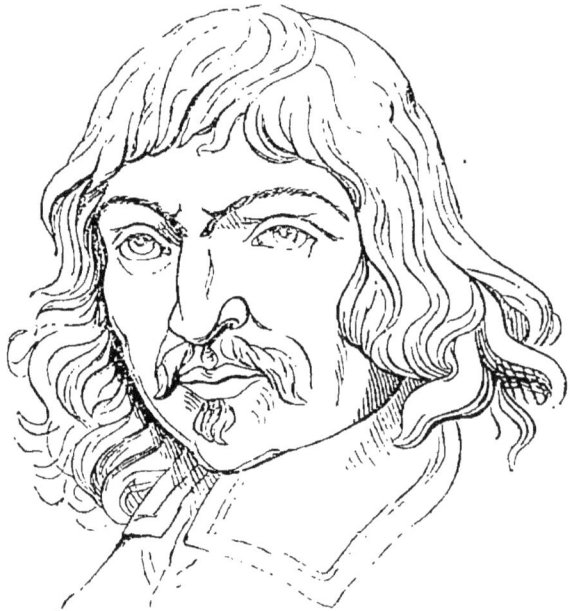

« un de ces génies extraordinaires, qui doive s
tout à eux-mêmes; qui, constamment au premi:
rang, s'y maintiennent par leurs propres force;
surmontent les obstacles et ouvrent à la scien:
des routes inconnues. » Le jugement du phrén:
logue évidemment aura plus de netteté et de pr:
cision. « Sur ce front si large dans la région d:

rcils, il montrera : l'*individualité*, qui donna
iescartes cette merveilleuse facilité pour contre les objets extérieurs ; la *configuration* ,
indue , la *pesanteur*, le *coloris* , l'*ordre*, la
iération, et l'*organe du langage*, facultés dont
manifestations combinées ont été si grandes
z le philosophe, qui fut, nous disent ses bio-
phes, un homme fort régulier dans l'adminis-
iion de son intérieur, et nous ont valu l'appli-
:on de l'algèbre à la géométrie, l'application
mathématiques à la dioptrique, le traité de
canique, et le beau style qu'il a imprimé à la
guc française. L'organe de la *localité* qu'elle
narque est bien justifié par la vie nomade qu'il
na depuis 1619 jusqu'au jour de sa mort, qui
iva en Suède. Il n'est pas jusqu'à sa méthode
philosopher qu'elle n'explique. Descartes, vou-
t tout examiner, commence par douter de tout,
l'existence de Dieu, de celle du monde, etc.;
is cependant il s'arrête à sa pensée dont il ne
it douter qu'en prouvant, par cela seul, qu'il
it à quelque chose, au doute de sa pensée, à sa
isée elle-même ; alors il s'écrie : *Cogito, ergo sum.*
)r, cet axiome, comme l'a très-bien fait remar-
er un savant phrénologiste, M. Imbert, n'ap-
tient ni à la comparaison ni à la causalité, fa-
tés éminentes des philosophes ; c'est un simple
ultat de l'éventualité, de cette faculté qui per-
t toutes les actions qui sont en nous ; et, soit
en passant, cette remarque justifie ce jugent reproché à Spurzheim : « Que Descartes
tait pas aussi grand penseur qu'on le croyait.»

§ 1. — SIGNES PHYSIOGNOMONIQUES FOURNIS PAR LA CONFIGURATION DU CRANE.

Ce que nous avons dit de la science phrénolo.
gique, en prouvant que la forme de la tête n'es
pas indifférente pour la manifestation de telles o
telles dispositions, montre, par conséquent, qu'ell
constitue un système physiognomonique. Or, le
signes fournis par les différentes parties du corp
n'étant que les manifestations physiques des instincts ou des facultés les plus prononcées de notr
individu ; ces facultés ayant leur siége dans l'or
ganisation cérébrale et n'acquérant de puissanc
qu'en raison de leur développement, et ce déve
loppement se traduisant toujours d'une manièr
certaine et facile à évaluer sur le crâne, à l'aid
de la comparaison par des saillies plus ou moin
étendues, il s'ensuit que la cranioscopie, comm
système physiognomonique, est l'étude la plu
importante et la plus nécessaire aux artistes. E
effet, si le personnage doit être représenté dans l
repos, ou que la scène exige de sa part la dissi
mulation, le système de Lavater, devient insuffi
sant ; où trouver la forme qui traduira le caractèr
de ce personnage ? Le crâne, quel que soit l'éta
normal du sujet, ne voit jamais sa forme se mo
difier ; c'est donc à la phrénologie qu'ils doiven
avoir recours pour résoudre ce problème.

Les artistes anciens ne connaissaient pas cett
relation qui existe entre le développement de
parties cérébrales et la manifestation des diver

ntiments, et, partant, ils ne se doutaient point
la valeur des formes crâniennes. Cependant les
istes qu'ils nous ont légués de leurs grands
immes sont tels que les phrénologistes les offrent
uvent comme types des conformations particu-
res au caractère que l'histoire nous en a con-
rvé. Ainsi, comparez les bustes de Néron et Ca-
calla avec ceux de Zénon et de Sénèque : l'his-
ire vous a tracé, d'une manière irrécusable, le
ractère sanguinaire des deux empereurs et vous
laissé mille preuves de la nature morale des deux
ilosophes. Examinez la configuration de leur
le, vous trouverez chez les premiers un front
s, étroit, des parties latérales énormément déve-
ppées, tandis que la partie supérieure de la tête,
. siégent les sentiments moraux, est tout à fait
primée, surtout en avant, où se trouve l'organe
la bienveillance. La tête des deux philosophes
ésente une organisation diamétralement oppo-
e : tandis que les parties latérales sont peu pro-
incées, le front est largement développé, surtout
ns sa partie supérieure, et la saillie des organes
s sentiments donne au sommet de la tête une
rme tout à fait caractéristique des organisations
orales et intellectuelles. Et ce n'est pas à dire
pendant que leurs œuvres soient toujours irré-
ochables ; car, si nos connaissances nous permet-
nt de constater les grandes difficultés d'expression
'ils ont vaincues dans le Laoocon, le Gladiateur
ourant, etc., par leur étude approfondie de l'a-
itomie superficielle, elles nous montrent aussi
ie chez la Vénus la forme de la tête n'est pas

aussi vraie que celle du corps, que l'on offre, avec juste raison, comme type du beau ; car les proportions de la conformation cérébrale en sont telles qu'une femme ainsi organisée serait idiote. Du reste, c'est peut-être la seule exception qu'on puisse citer (encore appartient-elle à une œuvre de création). Les têtes de leurs dieux, par le développement des organes de l'intelligence, prouvent que l'observation leur avait fait deviner la science Dans toutes les têtes de Jupiter on retrouve le même type : un grand développement du front, surtout dans la partie supérieure, siége des facultés les plus hautes de l'intelligence.

§ 2. — SIGNES PHYSIOGNOMONIQUES FOURNIS PAR LA CONFIGURATION DU CORPS ET DE LA FACE.

Maintenant, si l'on nous pose cette question : : Existe-t-il des signes physiognomoniques ? Quoi qu'en ait dit un grand homme, dans le Mémorial qu'il écrivait dans son exil : « La nature ne se trahit pas par des formes extérieures, elle cache et ne livre pas ses secrets, » nous répondrons affirmativement. L'habitude que nous avons, dans le cercle ordinaire de la vie, de juger sur la physionomie les individus avec lesquels nous sommes en rapport pour la première fois, témoigne du sentiment instinctif que nous avons de la relation existant entre le principe qui nous anime et l'expression des traits de la face : aussi y a-t-il longtemps qu'on a proclamé, pour la première fois, que le visage est le miroir de l'âme. Ne voit-on

pas à chaque instant cette partie du corps se mo-
lifier suivant l'affection qui nous domine ?

C'est ce qui a fait dire à de la Chambre :

« Celui-là n'avait pas raison qui se plaignait au-
refois de ce que la nature n'avait pas mis une
enêtre au-devant du cœur, pour voir les pensées
et les desseins des hommes, car la nature y a
pourvu par des moyens plus certains que n'eût été
cette étrange ouverture que Momus s'était imaginée.
Elle a répandu toute l'âme de l'homme au dehors,
et il n'est pas besoin de fenêtre pour voir ses mouvements, ses inclinations et ses habitudes, puisqu'ils paraissent sur le visage et qu'ils y sont
écrits en caractères si visibles et si manifestes. »

Mais, cependant, si nous observons notre méthode de procéder, nous voyons que ce n'est pas
d'après la forme des yeux, du nez ou de la bouche
des personnes avec lesquelles nous sommes en
rapport pour la première fois que nous déduisons
nos jugements; le geste, le regard, le parler, les
habitudes du corps, la démarche, qui traduisent
éloquemment les passions nobles et trahissent les
penchants vicieux, sont nos seuls guides, les seuls
éléments de notre examen.

Ce n'est pas à dire que nous veulions nier les
signes physiognomoniques autres que ceux fournis
par le crâne : si l'on veut se rappeler les premières
lignes de ce chapitre et les preuves de la destination différente de l'homme et de la femme que
nous avons signalées dans notre chapitre v, on
verra le contraire. Nous avons montré, en effet,
que la différence ne portait pas seulement sur

l'organisation cérébrale, mais que la nature l'avait étendue à toutes les parties du corps, et que ces formes diverses constituaient les signes particuliers propres à chacun des sexes.

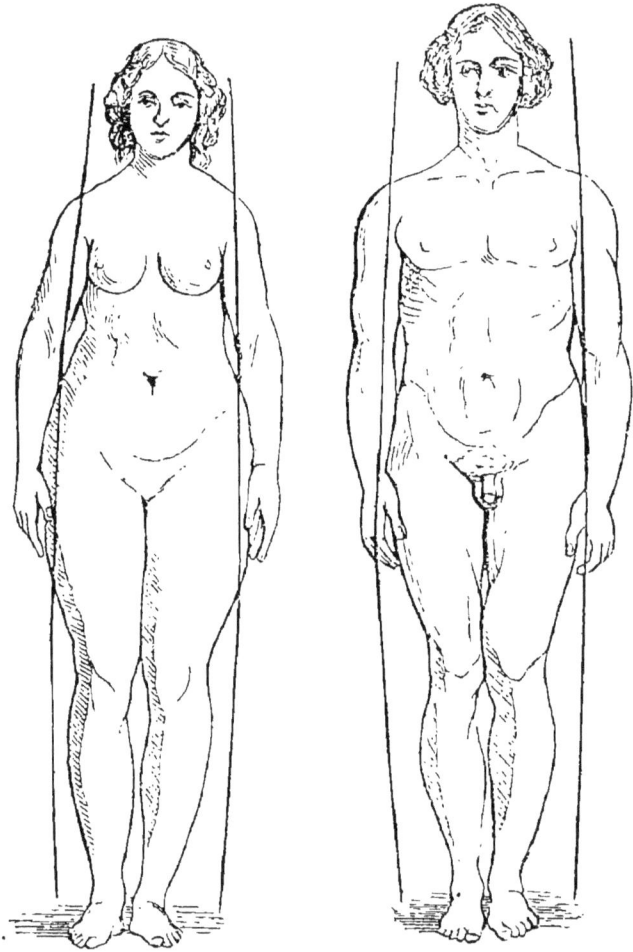

Autour du type général des formes extérieures de *l'homme*, dont les artistes prennent l'*Antinoüs* comme exemple, viennent se grouper des types

secondaires : type athlétique, Hercule ; type guer-
rier, Mars, etc.

C'est même, pour le dire en passant, de cette
harmonie entre la forme et le but que découle
naturellement la loi du beau. La beauté n'est pas
une chose absolue ; le beau est relatif, et il n'est
pas besoin, pour le comprendre, de citer cette
phrase que Voltaire a jetée quelque part : « De-
mandez au crapaud ce qu'il trouve de plus beau
sur terre, il vous répondra que c'est sa crapaude. »

Le type de beauté a dû nécessairement varier
suivant les idées dominantes du siècle. Le genre
de beauté estimé à Sparte guerrière ne pouvait
être prisé à une époque religieuse. C'est encore
une observation qui n'a pas échappé aux artistes
instruits qui ont spécifié ces formes et les ont dé-
nommées ; *type païen, type chrétien*, etc.

Nous reconnaissons donc, outre les signes physiognomoniques fournis par la conformation de la
tête, les signes physiognomoniques donnés par
les autres parties du corps. Lavater va plus loin, il
admet qu'il est indifférent de prendre pour base
de son jugement les cheveux, le front, le nez, la
main ou le pied.

« Il est évident, dit Lavater, que la vie intellectuelle, les facultés de l'entendement et de l'esprit
humain se manifestent surtout dans la conformation et la situation des os de la tête et principalement du front, quoique aux yeux d'un observateur attentif elles soient sensibles dans tous les
points du corps humain, à cause de son harmonie
et de son homogénéité. » Aussi, tantôt Lavater

voit dans des cheveux lissés l'indice de la tristesse, la finesse de l'esprit dans la forme du menton, l'indice de la pénétration pour les choses obscures dans la conformation du nez. La phrénologie ne peut le suivre jusque-là.

La face, dont les muscles se trouvent dans un rapport plus immédiat que ceux des autres parties du corps avec le cerveau ; la face, qui. par le grand nombre des sens qu'elle renferme, doit être considérée comme la plus importante des parties d'expression, ne peut être prise isolément ; le geste, l'attitude, ainsi qu'on va le voir, fournit tout aussi scrupuleusement le trait principal du caractère. L'expression particulière que présente la face dérive même de la mimique générale.

On doit donc, pour l'étude de la *physiognomonie* (l'art de connaître le caractère moral et intellectuel de l'homme par la seule conformation des parties extérieures, mais sans que *ces parties soient en action*), commencer par observer ces parties en mouvement, c'est-à-dire l'étude de la *pathognomonie*.

C'est cette observation générale qui a conduit Lebrun à publier, sous le titre de *Caractère des passions*, un livre d'esquisses. Bien que ces études soient fort incomplètes, car l'objet qui détermine le sentiment n'y est point exprimé, et l'on sait que l'effet d'un sentiment varie selon l'objet qui l'excite et selon l'organisation de celui chez qui il est excité ; et bien encore que ces esquisses soient pour la plupart exagérées, elles n'en sont pas moins nécessaires aux jeunes artistes.

Le peintre leur montre d'abord la face à l'état
de calme, de tranquillité parfaite. C'est, en effet,
là le point de départ auquel l'artiste doit rapporte
les différentes expressions des divers sentiments à
l'aide desquels il peut spécifier les traits caractéristiques de toutes les passions.

Il place à côté la même figure sous l'influence
d'une extrême douleur corporelle. Mais entre ces
deux extrêmes, qui sont le calme et le comble de
l'agitation physique, que de nuances, en y mêlant
la quiétude et le trouble des sens, n'existe-t-il pas,
dont il importe à l'élève d'étudier le trait caractéristique sur la face humaine? Ce sera, par exemple, et pour ne prendre qu'une gamme d'un seul
sentiment, ce sera l'Amour.

S'il est pur, heureux, il s'exprime par un front

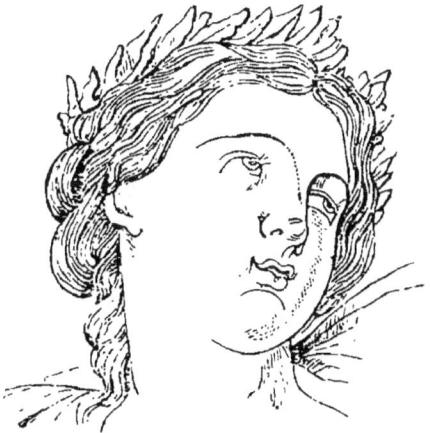

uni, des yeux médiocrement ouverts, la prunelle
doucement élevée et tournée du côté de l'obje

aimé, vers lequel la tête elle-même est inclinée ; les sourcils sont aussi un peu relevés du côté où se trouve la prunelle, et la bouche est entr'ouverte. Il y a dans cette plénitude de sentiment quelque chose de l'extase.

Si cet amour trahit une inquiétude, un désir de pénétrer quelque doute, dans cette agitation de l'âme et des sens, les sourcils, pressés, s'avanceront sur les yeux, plus ouverts qu'à l'ordinaire ; la prunelle s'arrondira vers le milieu de l'œil, les narines se serreront, et les coins de la bouche, ouverte, devront se retirer en arrière.

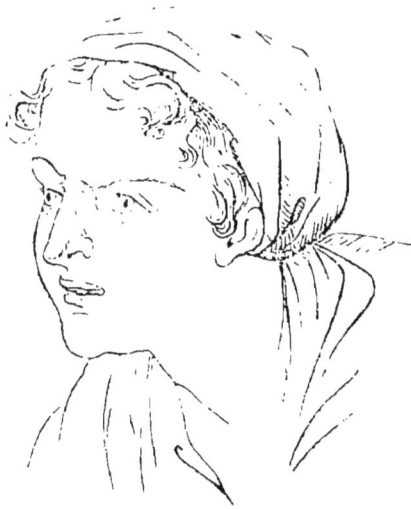

Que cet amour soit trompé, tous les traits du visage réfléchissent un sentiment violent et tout à la fois retenu qui participe d'une douleur amère de façon à amener le mépris, dans cet amour trompé, la haine qui ensuite se traduit par la figure suivante, où la colère, amassée sous ce front idé et ces paupières couvertes, est mêlée au dé-

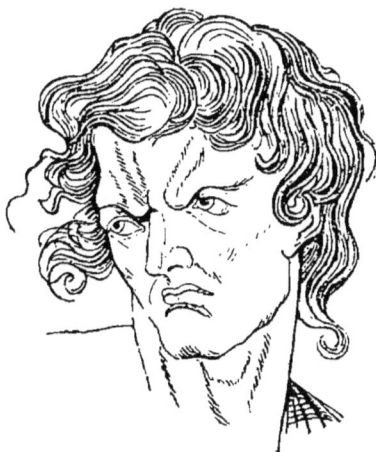

;oût exprimé par la bouche, aux coins fort abais-
iés.

Si la tristesse en résulte, cette langueur de l'âme

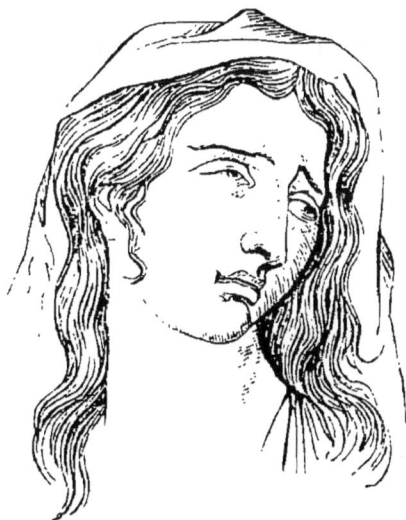

 marque par les paupières abattues et un peu

enflées; la bouche s'entr'ouvre et la lèvre inférieure s'abaisse ; la tête paraît penchée noncha-
lamment sur l'épaule.

Le *rire*, expression nerveuse de la joie, au con-

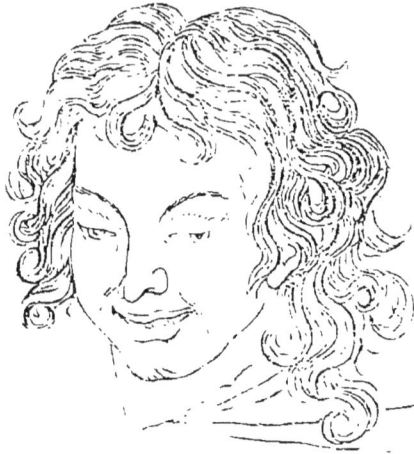

traire de la tristesse, tire les coins de la bouche,
entr'ouverte aussi, jusque dans le pli des joues,
et relève les sourcils au dessous des yeux demi-
fermés.

DE LA MIMIQUE

DU SIÉGE DES ORGANES.

De même que Lavater s'est occupé spécialement de
hysiognomonie, Engel s'est livré d'une manière exclusive
l'étude de la mimique, mais avec cette différence, que,
e bornant à l'observation de la nature, — bien qu'il n'ait
u arriver à découvrir les lois de cette harmonie entre les
ouvements et la cause cérébrale qui les détermine,
omme les anciens pour la configuration de la tête, — il
st toujours resté dans le vrai; aussi les exemples qu'il
recueillis nous serviront exclusivement comme faits à
appui de la théorie dont nous allons exposer la base,
ux risques de voir reproduire à chaque pas de l'initié le
aïf étonnement de M. Jourdain pour la prononciation des
oyelles.

Quelle est la véritable origine des gestes?

C'est une question que se sont posée tous ceux qui ont
aité du langage d'action, soit sous le point de vue phi-
osophique, soit sous le point de vue artistique ; ils n'ont
u toutefois la résoudre complétement, ni trouver la cause
e la liaison intime et immédiate qui existe entre les fonc-
ions intérieures et les signes extérieurs.

Il y a en nous, dit Engel, un certain je ne sais quoi qui
réside au jeu de nos membres et qui règle les gestes

10

convenables à chaque situation de l'âme ; selon qu'un objet nous offre des attraits ou nous fait horreur, selon qu'il
nous cause des idées qui nous plaisent ou nous sont dé-
sagréables, nous cherchons à nous en rapprocher ou à le
repousser, et jamais les mouvements ne manquent d'être
convenables et expressifs.

Gall, de son côté, a cherché si son système était capable de répandre quelques lumières sur la cause des phénomènes mimiques. En effet, le cerveau étant la source
de tous les sentiments, de toutes les affections et de toutes
les passions, leur manifestation doit dépendre uniquement
de cet organe et se modifier par lui.

Le cerveau est, de plus, en liaison avec les instruments
de tous les sens et avec ceux des mouvements volontaires.
Dominant ainsi les sens, les muscles, et par conséquent
les extrémités, il met en action chacune des parties, et
assigne les mouvements qu'elles doivent faire, la position
qu'elles doivent adopter.

En admettant avec Gall et Spurzheim, comme principe
fondamental, que les mouvements s'exécutent toujours
dans la direction du siége des organes, il n'y aura pas de
pantomime que vous ne puissiez ramener à des principes ;
il ne vous arrivera pas ce qui est arrivé à Engel, qui,
faute de connaître la véritable origine des gestes, désigne
souvent telle pantomime comme parfaitement d'accord
avec la nature, mais sans être en état de ramener à des
règles certaines les préceptes qu'il expose.

Nous donnons ici un dessin représentant une coupe de
la tête.

Nous avons seulement noté dans cette figure les organes
qui ont leur siége à la partie supérieure de la tête, afin de
faire comprendre et suivre plus facilement la connexion
qui existe entre la mimique et le siége des organes.

Pour les autres organes, nous renvoyons à la figure, qui
représente la topographie de toutes les facultés.

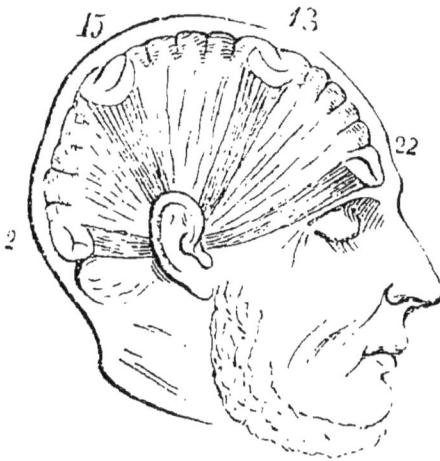

MIMIQUE DE LA BIENVEILLANCE.

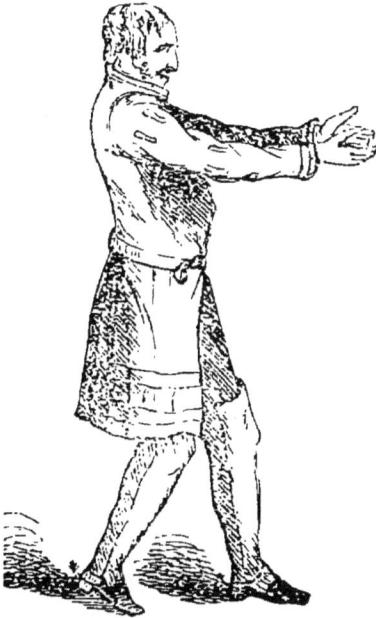

L'organe dont l'activité détermine les sentiments de

bienveillance ayant son siége à la partie antérieure de la tête, doit nécessairement se porter vers l'objet de son action et imprimer à la tête une direction en avant. Dans les démonstrations de ce sentiment, les actes sont semblables quant au fond.

Les salutations dans tous les pays, abaissent et élèvent alternativement la tête.

MIMIQUE DE LA VÉNÉRATION.

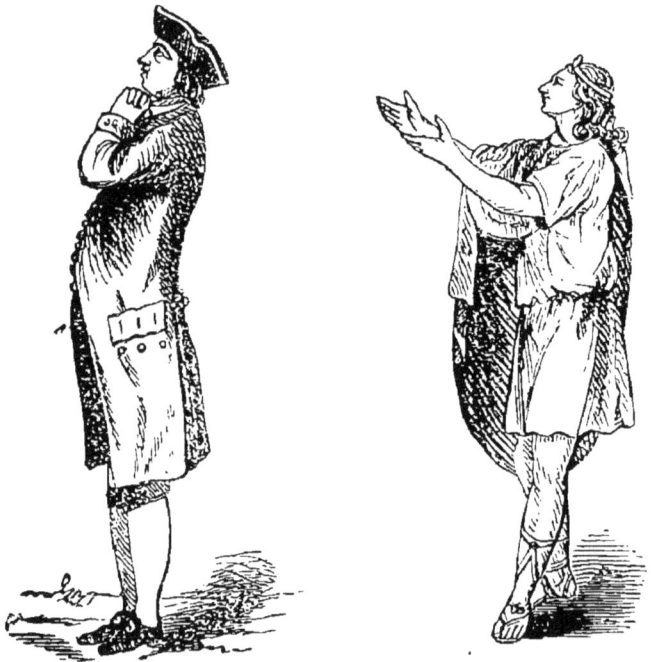

L'organe de la vénération est placé au sommet de la tête ; lors de son action, il doit entraîner le corps et la tête en avant et en haut. Les bras et les yeux sont dirigés vers le ciel, tantôt les mains sont jointes et rapprochées de la poitrine, tantôt elles s'élèvent doucement vers l'objet de leur culte, selon que la joie, l'espérance ou la résignation dominent.

Si, au contraire, c'est le sentiment de la grandeur et de la toute-puissance de l'Être suprême qui domine, l'homme, alors pénétré de vénération, s'humilie et se prosterne.

MIMIQUE DE LA FIERTÉ.

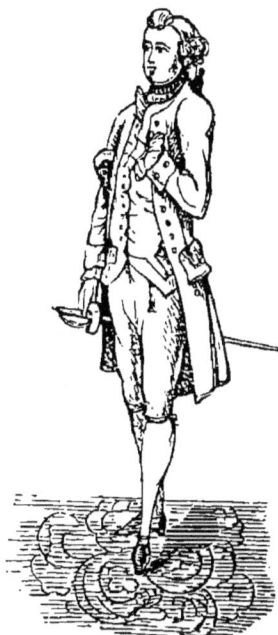

L'organe de l'estime de soi, de la fierté, ayant son siège à la partie postérieure et supérieure de la tête, doit par conséquent, d'après les lois que nous venons d'indiquer, lors de son action énergique, faire redresser et porter la tête un peu en arrière.

Examinez un homme orgueilleux; quelque tranquille qu'il soit, vous reconnaîtrez toujours dans la pose le trait principal de son caractère, vous remarquerez toujours une tension générale du corps qui l'empêche de s'affaisser sur lui-même.

« Je ne connais, dit Engel, aucun peuple, aucune race
d'hommes chez lesquels l'orgueil ne porte pas la tête en
l'air, ne fasse pas relever tout le corps et ne fasse pas
dresser l'homme sur la pointe du pied pour le faire paraître plus grand. » Non-seulement l'homme fier se redresse et porte la tête haute, mais s'il vient à mettre la
main dans sa veste, il la placera le plus haut possible,
tandis qu'il appuiera l'autre sur le côté, le coude avancé,
afin d'occuper plus d'espace.

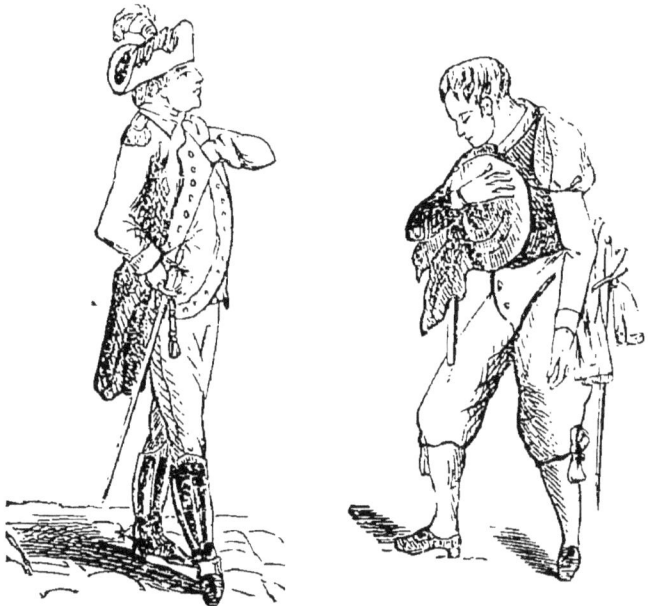

Si nous voulons exprimer un sentiment contraire, l'humilité, la soumission, le respect, notre pantomime sera
précisément l'inverse. La tête et le corps s'inclineront
d'autant plus que nous serons sous une inaction plus absolue, une apathie plus complète de l'organe de la fierté.

Dans un article publié dans le premier volume du
Musée des Familles, sur le sentiment de l'élévation, le

octeur Bailly a donné des exemples nombreux de cette antomime depuis le serrement de main de l'Européen, jsqu'au salut oriental, entre égaux, et le salut à plat entre, lorsqu'il s'agit d'honorer la Divinité. Partout se etrouve ce sentiment d'abaissement pour marquer notre espect pour la Divinité et ses représentants. Dans toutes es religions, l'humilité devant l'Etre suprême s'exprime 'une manière analogue; l'homme s'incline, s'agenouille ou e prosterne. Les baisements de pieds, la tête découverte endent toujours à diminuer la grandeur physique de celui ui s'humilie devant Dieu. Il nous a montré l'humiliante ourbette du solliciteur, et le sauvage vaincu qui se pros-erne jusqu'à terre en posant le pied de son vainqueur sur a tête, pour lui faire hommage de sa liberté.

Cette pantomime est un langage généralement reçu, et ar conséquent naturel et fondé sur la nature de l'homme, uisque nous voyons que chez le sauvage comme chez homme civilisé, ce sentiment produit des actions sem-lables quant au fond; elles dépendent donc d'une loi rimitive antérieure à toute convention sociale et sont arfaitement indépendantes de toutes les circonstances u milieu desquelles on peut les observer.

MIMIQUE DE LA FERMETÉ.

La fermeté a son siége immédiatement au sommet de la éte; elle doit donc, lorsqu'elle agit énergiquement, tenir a tête et le corps élevés perpendiculairement : en effet, à instant où l'on prend la ferme résolution de ne se laisser étourner par rien de son projet, on redresse verticale-nent le corps, on se soulève un peu de terre, on se pose olidement sur les jambes, et, le cou tendu, on s'apprête braver tous les obstacles. C'est à cette attitude que se apporte l'expression d'une volonté inébranlable; mais lans cette figure, l'inflexibilité de caractère est maintenue par une certaine activité de l'orgueil, très-bien indiqués

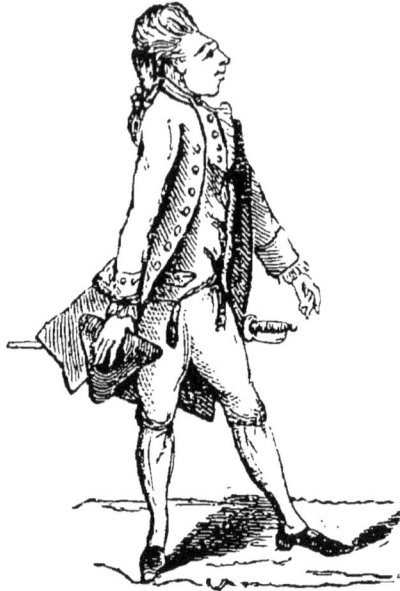

ici par une certaine tendance de la tête à se porter en arrière.

MIMIQUE DU COURAGE.

Au lieu d'un acte de fermeté, si nous obéissons à une incitation de l'organe du courage, comme cet organe a son siége à la partie inférieure du cerveau placée derrière l'oreille, la tête est alors tirée un peu en arrière et entre les épaules. Du reste, même attitude ; le corps se roidit en se rabattant sur lui-même ; les pieds sont écartés, afin de donner à la station plus de solidité et d'aplomb ; les muscles se contractent davantage ; la tête s'enfonce, les épaules s'élèvent, les dents sont serrées les unes contre es autres, les yeux menacent l'adversaire ; enfin, les bras

tendus et les poings fermés et retirés en arrière, an-
noncent la résistance à toute violence. Telle est l'expression de l'activité, de l'instinct de la propre défense, lorsque
les deux organes jumeaux agissent avec une égale énergie ;
car s'il n'y a de bien actif que l'un des deux organes, la
tête doit être tournée de ôté et contre l'épaule qui répond
à l'organe en action.

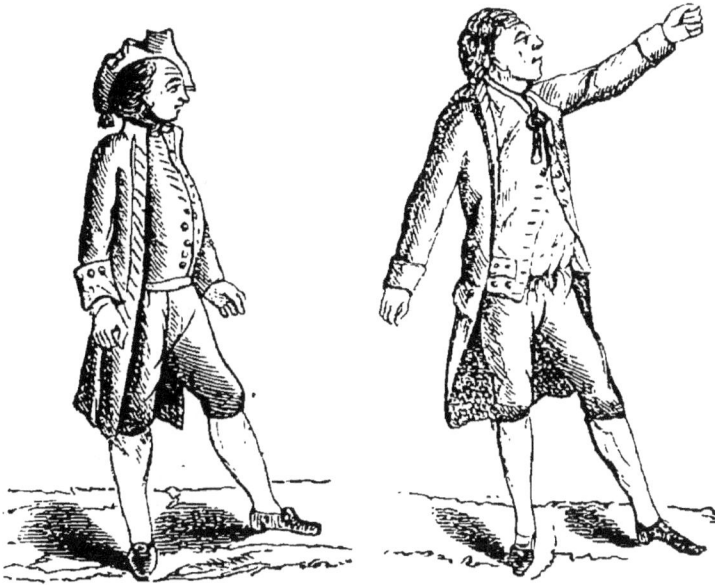

Le poltron, au contraire, vise à en imposer par un geste
timide qu'il cherche en vain à rendre menaçant.

MIMIQUE DE LA RUSE.

L'organe de la ruse est placé aussi à la partie inférieure
du cerveau, mais en avant et un peu au-dessus de l'oreille ;
aussi, lors de son activité, la tête et le corps sont portés
en bas et en avant.

Voyez la mimique de l'homme rusé qui s'applaudit

d'avoir fait une dupe. Il s'avance à pas de loup, la tête
légèrement inclinée ; il jette de côté un regard expressif, et
tandis que du doigt il vous montre sa dupe, il vous pousse
doucement avec le coude pour vous annoncer qu'il est
parvenu à son but.

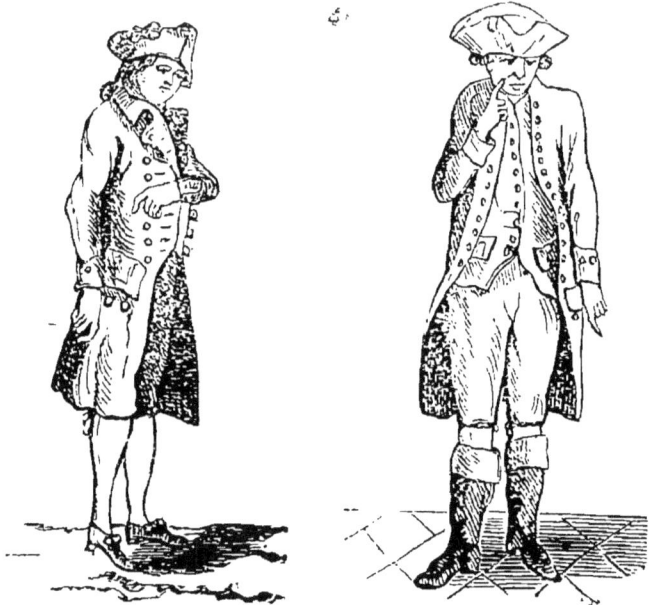

Si, au contraire, il veut vous faire tenir en garde contre
quelqu'un, il regarde cette personne de côté avec l'expression de la méfiance ; il le montre à la dérobée, tandis qu'il
porte l'autre main à son visage et place l'indicateur le long
du nez, en signe d'avertissement.

Ce mouvement rentre un peu, à mon sens, dans la pantomime de l'organe de la circonspection.

MIMIQUE DE LA DESTRUCTION.

Entre les deux organes précédents, de chaque côté de la
tête, au-dessus des oreilles, se trouve un organe dont le

lroit de cité dans la tête humaine a été vivement con-
esté, c'est l'organe du meurtre et de la destruction (6).

Dans la vie habituelle, son activité produit l'irascibilité,
a colère.

Gall avait l'habitude, dans ses cours, de laisser deviner
à ses auditeurs la pantomime de l'organe dont il les entre-
enait. Je pourrais faire de même, et il ne vous serait pas
lifficile de trouver la mimique de cet organe. Situé sur la
igne moyenne. la tête, lors de son action, ne doit pas être
)ortée ni en arrière ni en avant, mais seulement être re-
irée entre les épaules ; de plus, lorsque la colère est
;rande, on élève les deux poings que l'on applique contre
es tempes, et l'on fait exécuter à la tête, fortement en-
oncée entre les épaules, des mouvements de rotation et
l'oscillation.

MIMIQUES GÉNÉRALES.

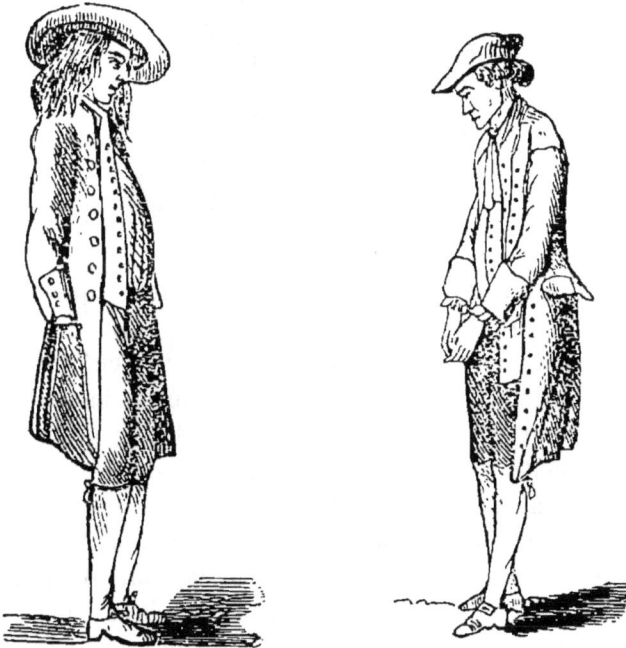

A ces mimiques partielles de chaque organe en particulier, nous pourrions ajouter quelques mimiques générales ou combinées, comme celle de l'entière inactivité du
cerveau chez l'imbécile, et celle de l'homme mélancolique
qui s'abandonne, sans aucune résistance, à son chagrin ;
comparez ces états d'apathie avec la mimique de l'homme
dont l'attention a été excitée. Tandis que les muscles de l'un

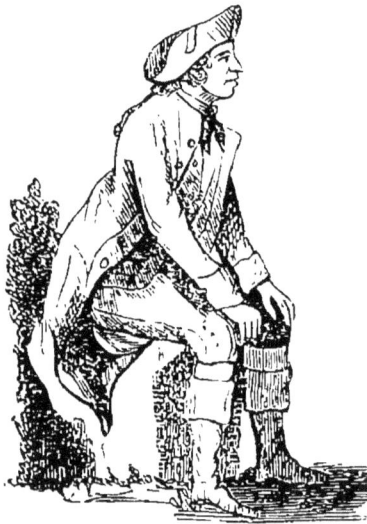

sont dans un état complet de relâchement, que sa tête
tombe sur sa poitrine, le regard fixé sur la terre, les bras
pendants, le cou, l'échine, toutes les parties enfin dans un
état d'abattement et d'inertie qui caractérise la souffrance
morale, tout est activité dans l'autre, afin de ne rien perdre du récit ou du fait dont il est témoin.

On connaît la mimique de la méditation, quelque com-
plexe qu'elle soit ; toujours les mouvements, tant de la
tête que de la main, indiquent que la contention a lieu
dans la région frontale. Quelquefois les bras sont placés
derrière le dos ou croisés sur la poitrine ; les yeux sont

mmobiles, la tête tantôt se relève comme dans la première
gure, et tantôt s'abaisse comme dans la dernière.

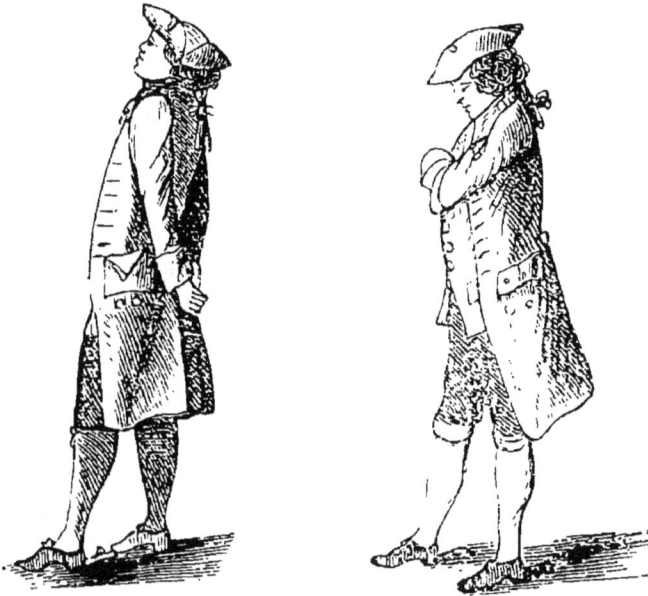

MOUVEMENTS COMBINÉS. — MIMIQUE MÊLÉ...E DE
SURPRISE ET DE BIENVEILLANCE.

Mais, ainsi que nous avons eu soin de le faire observer,
il y a souvent complication dans la pantomine, mélange
de facultés différentes qu'il faut savoir distinguer.

Ainsi, dans l'exemple de mimique de la bienveillance,
p. 147, la pose du corps est en contradiction apparente
avec le mouvement des bras, qui sont étendus vers le bien-
venu, et la direction de la tête. En effet, le sentiment de
bienveillance qui porte naturellement toutes les parties
en avant semble repousser et contredire cette attitude
dans laquelle le corps est représenté rejeté en arrière;
mais cette modification de la mimique principale tient à

une circonstance qui met en jeu un autre sentiment : l'étonnement produit par la présence subite d'un ami qu'on n'attendait pas.

Telle est la mimique des principales facultés. Faites de ces attitudes naturelles, de ces gestes involontaires ce que vous faites, dit Gall, de vos caractères alphabétiques et numériques; combinez ces principes élémentaires autant que vos sentiments sont combinés, et vous aurez le langage d'action dont l'étude est d'une si haute importance pour ceux qui se livrent aux beaux-arts ou se destinent au théâtre.

APPLICATION

AU

SYSTÈME PÉNITENTIAIRE

Nous arrivons à une question plus grave et plus com-
lexe, nous voulons parler de cette éducation secondaire
ue, depuis des siècles, on appelle répression des délits,
unition des crimes, et qui s'adresse généralement à
'homme fait.

Il y a deux côtés à considérer dans cette grave question.
.a première a trait à la législation civile et criminelle, elle
mbrasse l'homme comme objet de punition. La seconde
xamine l'homme comme objet de correction morale et
ormule le système pénitentiaire.

Le premier côté de la question n'est point de notre
ompétence; il ne nous appartient point de nous pronon-
er sur ce que notre législation civile ou criminelle, dans
état avancé où elle se trouve, peut encore renfermer
'imparfait; il nous suffit de constater que des esprits
péciaux ont tourné les yeux vers notre science pour lui
emander une consultation sur les améliorations à appor-
r dans le système de répression actuel.

Un interprète de la loi, M. Dupin aîné, procureur général,
ans l'audience solennelle de rentrée de la Cour de cassa-
on (1833), en a directement appelé à la *phrénologie* pour
éparer l'œuvre de la législation, en s'exprimant ainsi :
La philanthropie, je le sais, accuse la timidité de nos ré-
rmes; elle appelle de ses vœux une véritable révolution

dans le système de la pénalité. Aux yeux de quelques philosophes, le crime n'est pour ainsi dire que la suite d'une affection cérébrale, c'est une sorte de maladie, et pour eux tout procès criminel se réduit presque à une question de *phrénologie*. Dès lors, au lieu de peines sévères, il ne faudrait que de bons soins; les prisons ne devraient être que des hôpitaux où les coupables seraient habilement traités, un gymnase où ils fortifieraient leurs organes, des écoles où ils éclaireraient leur esprit. Je n'accuse pas ces utopies dans ce qu'elles ont d'humain et de généreux, je résiste seulement à l'extension *trop rapide* qu'on voudrait donner à leur application. »

Voici donc ce que la phrénologie avance à ce sujet :

Les infractions de toute nature sont le résultat de l'abus d'une faculté, et cette tendance à l'abus provient de trois causes :

1° Le trop grand développement des organes cérébraux, et par suite la trop grande activité des facultés;

2° L'influence des circonstances extérieures : les saisons, l'ivresse ou les besoins, etc.;

3° L'ignorance des lois de la société et de tout ce qui constitue l'usage légitime de nos facultés.

L'observation que la plupart des crimes sont commis par les classes ignorantes de la société, démontre que l'éducation est, si l'on peut s'exprimer ainsi, le remède préventif qu'on doit appliquer.

(Au reste, il faut le dire à l'honneur de notre pays, on s'en occupe activement; de tous côtés, on s'efforce d'aller à la racine du mal et de créer des institutions propres à développer l'intelligence des masses et à ennoblir ses sentiments.)

Quant à l'influence des circonstances extérieures, c'est encore à l'éducation qui développe également le sens moral de l'homme qu'on doit avoir recours.

Et lorsque les manifestations vicieuses sont le résultat

une organisation incomplète, l'éducation orthophrénique
ur est applicable, les résultats en seront toujours heu-
:ux, en ce sens qu'ils apporteront des améliorations, et
ue parfois l'entière guérison est possible.

Comme toujours, nous allons par des faits prouver cha-
ıne des propositions renfermées dans ce dernier énoncé.

D'abord, il y a des organisations incomplètes. Vous êtes
ssez initié à la phrénologie pour remarquer dans la dé-
ression de ce front l'absence des facultés intellectuelles;
renez les têtes des criminels que nous avons dessinées
ans ce livre, examinez-les de nouveau, et vous aurez la

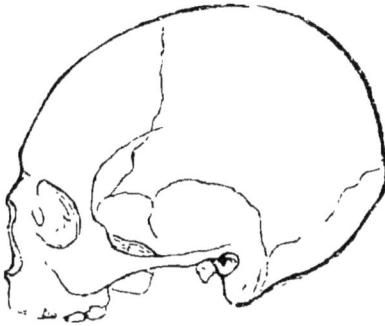

euve encore de ce que nous vous avons dit, que c'est
ı concours des instincts prononcés de la destructivité,
: la combativité, de l'acquisivité, etc., auquel ne sont
int venus se joindre, pour leur imprimer une bonne di-
ction, les sentiments de bienveillance, de vénération, de
stice, etc., que sont dues leurs actions nuisibles (1).

Voici deux profils; si l'intelligence prédomine chez La-
maire, en revanche chez Eustache la partie supérieure
: la tête où siégent les sentiments de bienveillance, etc.,
t infiniment plus accusée. Il est inutile de rappeler les

(1) Voyez pages 64 et 65 les lignes sur le parallèle entre
rganisation cérébrale du général Lamarque et celle du
rricide Boutillier.

11

manifestations dues à cette différence dans la conduite de ces deux sujets.

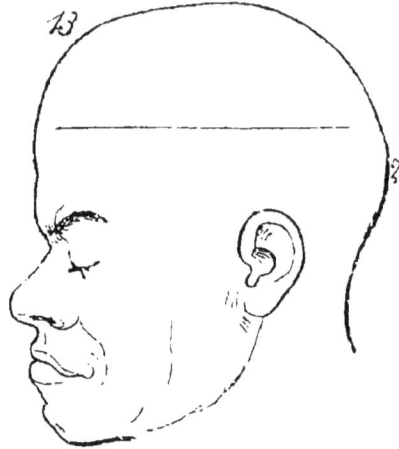

Il est nécessaire de démontrer que ces diverses organisations sont toujours appréciables, et ne peuvent échapper

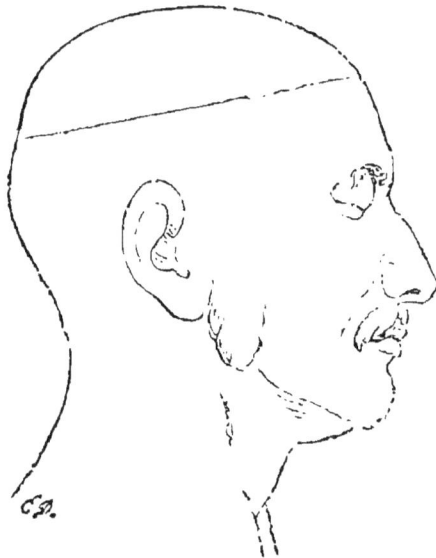

au diagnostic du phrénologiste, car il est clair qu'il faut reconnaître le mal pour le combattre.

Deux faits fort curieux en même temps que très-con-
tants suffiront.

En 1839, le docteur Voisin se rendit avec nous au péni-
icier des jeunes détenus pour expérimenter, devant une
mmission de l'Académie, l'infaillibilité de la science
rénologique. Le directeur donna l'ordre d'amener tous
 prisonniers dans une salle et de les faire passer dent nous ; il s'agissait de les classer en quatre catégories ;
docteur Voisin s'emparait des bons et des passables,
is les séparait en deux bandes ; moi, j'arrêtais les in-
ciplinés et les incorrigibles, ou incurables si l'on veut,
 passage, plaçant les uns à ma droite et les autres à ma
uche. Lorsque ce travail fut achevé, et que nous eûmes
ment enregistré le numéro de chacun des enfants dans
colonne où la phrénologie nous disait que son carac-
e devait le faire inscrire, il se trouva que ces notes
ient en tout point conformes à celles du directeur.
nstituteur qui se tenait auprès de nous durant notre
ération subit l'influence de la vue des faits, dont le ré-
tat est d'amener la conviction ; il avoua que, dans les
miers instants, il éprouvait une sorte d'incrédulité mê-
 de curiosité, et se disait intérieurement à chaque sujet
i sortait des rangs : « Voyons un peu, mon gaillard, de
el côté tu vas passer. » Puis lorsqu'il eut vu que, sans
tromper d'un seul sur la première moitié, notre main
it infailliblement séparé les bons d'avec les mauvais, il
prit à dire : « Toi, tu passeras à gauche ; toi, tu seras
qué à droite. »

La science peut donc distinguer les natures bonnes et
 natures mauvaises ; elle peut encore désigner les diffé-
tes nuances du plus au moins.

Le docteur Voisin, en 1828, avait prouvé, en effet, que
 pouvoir d'investigation de la phrénologie allait plus
u ; c'est-à-dire qu'il découvrait non-seulement une orga-

nisation vicieuse, mais qu'il déterminait aussi la nature du vice dont elle était affectée.

On avait réuni sur un des quais de l'intérieur du bagne de Toulon, où le docteur s'était rendu pour faire ses essais cranioscopiques, trois cent cinquante galériens subissant la peine de leurs crimes, et parmi lesquels, d'après sa demande, vingt-deux hommes condamnés pour viol furent mêlés.

Chaque fois qu'il trouvait un individu ayant la nuque saillante (on sait que là est le siége de l'amativité dont le développement excessif peut, dans une organisation mauvaise ou mal dirigée, conduire au crime), il prenait son numéro. Après avoir passé en revue chacun de ces hommes et remarqué vingt deux d'entre eux, il se rendit dans le cabinet du directeur, suivi des personnes sous les yeux de qui il avait opéré. Sur ces vingt-deux hommes, treize en effet avaient été conduits au bagne pour l'infraction légale dont nous avons parlé ; proportion numérique qui suffit à elle seule à montrer l'empire despotique de l'organisation sur les manifestations des êtres, et à prouver la certitude d'investigation de la science. D'autant que, de l'aveu de l'administrateur du bagne, les neuf individus notés par M. Voisin étaient signalés comme dangereux pour les mœurs, et ceux qui, quoique coupables d'outrages envers la morale, lui étaient échappés et ne présentaient pas le même signe extérieur, l'instruction et et les débats auxquels leur crime avait donné lieu ont prouvé que l'infraction qu'ils avaient commise était un accident de leur vie ; que l'ivresse, par exemple, la saison et les autres circonstances extérieures, mais non une constitution faite pour les y prédisposer, les avait conduits à ce crime.

Actuellement la proposition peut être posée toute mathématiquement : trois termes étant donnés pour résoudre un problème, trouver le quatrième. On peut apprécier

; vices d'une organisation; on connaît, par conséquent,
cause des crimes, et l'on possède en théorie le système
éducation qui doit la combattre; reste à savoir si le ré-
ltat sera bon, c'est-à-dire, si l'on pourra modifier, cor-
ger ou guérir.

Pour le phrénologiste, ce résultat n'est point douteux.
 grand succès obtenu dans l'établissement orthophréni-
e fondé par M. Félix Voisin, pour l'éducation des idiots
 autres enfants d'une organisation défectueuse , et ceux
alement obtenus par M. Seguin à l'hospice des Incura-
es, doivent le confirmer dans son opinion.

De même que dans le premier établissement, on divise
 enfants en catégories : les *enfants nés pauvres d'es-
it*; les *enfants ordinaires,* mais dont l'éducation a pris,
ant mal dirigée, une direction vicieuse; les *enfants nés
extraordinairement*, c'est-à-dire, doués d'une ou plu-
eurs facultés qui, nous l'avons vu, demandent une édu-
tion spéciale pour donner d'utiles manifestations; et
fin les *enfants nés de parents aliénés* qui se trouvent
nsi fatalement prédisposés à l'aliénation mentale; de
ême, disons-nous, dans les pénitenciers des jeunes dé-
nus on devrait faire des distinctions analogues : les
tures faibles sur qui l'entraînement doit être puissant
le bon exemple efficace; les *organisations extraordinaires* qui font, sous certaines influences , les héros des
gnes; celles qui sont *défectueuses ,* etc., et soumettre
 différents sujets à différents régimes moraux. Si nous
 venions de citer les bienfaits de l'éducation orthophré-
que, nous rappellerions l'exemple de Georges Bidder,
nt le crâne a subi jusqu'à l'âge mûr des changements et
s modifications qui en ont également amené dans ses
ultés morales, et nous affirmerions que pour les jeunes
tenus chez qui, pour la plupart, l'évolution du cerveau
est point terminée, un pareil système doit déterminer les
eilleurs effets.

En sera-t-il de même pour les adultes? Avant de répondre à cette question, il est nécessaire d'établir deux divisions principales, d'abord les condamnés pour lesquels l'action criminelle a été un accident de la vie; ensuite, les condamnés pour lesquels le crime est une profession. Pour ces derniers, il est malheureusement trop certain que tous les efforts de la philanthropie et de la science sont impuissants pour modifier assez profondément des organisations vicieuses.

Nous disions, dans un article inséré dans le journal *le Droit* : « M. Amilhau, dans son rapport à la chambre des députés, sur le budget, a dit que le gouvernement allait exécuter à Gaillon et à Fontevrault un projet de système pénitentiaire pour les condamnés en récidive. *Attendons les résultats*, ajoute-t-il. Cet espoir d'améliorer des récidives est un sentiment respectable et encourageant, mais qui, dans l'état actuel des choses, n'est malheureusement que bien peu fondé pour ceux qui sont restés quelque temps en contact avec ces intelligences coupables. Et les résultats qu'on obtiendra, nous pouvons les prédire, et nous le devons faire afin que, lorsqu'il seront connus, on ne se croie point le droit de nier l'efficacité d'un remède parce qu'on l'a appliqué à des natures incurables. »

L'éducation pénitentiaire est donc possible seulement pour les condamnés de la première série. En effet, ceux-ci ont été conduits au crime, non pas par calcul, mais par une cause accidentelle qui se présente rarement plusieurs fois dans la vie. Chez eux, il n'y a point prédestination ni habitude du mal contractée, et nous irons jusqu'à dire qu'ils ont été quelquefois entraînés à un acte coupable par des sentiments bons en eux-mêmes, mais que l'intelligence ne guida pas. Par exemple, pourrait-on consciencieusement considérer comme criminel l'un de nos infirmiers, nommé Michel. Cet homme, domestique d'un fabricant de Turcoing, avait été, à la mort de son maître, désigné

mme gardien judiciaire des scellés. Michel ne possédait
acune instruction, et son intelligence était trop bornée
our qu'il eût conscience de l'importance légale de la fonc-
on qu'on lui imposait. Un frère de son ancien maître
nt réclamer des objets qui lui appartenaient et qui
aient été placés sous les scellés. Michel, qui en avait con-
aissance, pensa qu'il était juste de les restituer à leur
gitime possesseur, sans réfléchir que pour les lui re-
ettre il fallait briser le sceau de la loi. Il arracha les
cellés. Une poursuite criminelle suivit cet acte que notre
gislation punit des travaux forcés. Cependant, telle était
a moralité bien connue de Michel, qu'il ne fut pas arrêté,
t que pendant trois mois il vint chaque semaine près du
ge d'instruction subir un interrogatoire qui rendait à
ut moment sa position de plus en plus alarmante. Enfin,
parut librement devant le jury, fut déclaré coupable et
ndamné à cinq ans de fers; le fait était patent, le texte
rmel. Michel fut donc justement condamné, car la légis-
ation humaine ne peut pénétrer la conscience de l'homme:
a où le fait matériel finit, elle s'arrête. Son but est de
révenir tout désordre apporté dans l'économie sociale, et
ut fait qui la trouble nécessite une répression; mais mé-
tait-il les galères?

Voici un autre fait qui montre combien l'ignorance des
ois de la nature morale et intellectuelle de l'homme peut
mener les corps les plus éclairés, la justice, à de graves
rreurs:

Lemoine, assassin de la femme de chambre de madame
upuytren, fut arrêté et reconnu coupable. Ses relations
outes littéraires avec Gillard (ce dernier, cuisinier de
adame Dupuytren, composait des vers que Lemoine cor-
igeait) rendaient aux yeux du nouveau Carême la culpa-
ilité de son ami impossible.

Le sentiment de bienveillance dont Gillard était doué le
orta à défendre Lemoine avec une chaleur et une persé- ·

vérance qui né devait, d'après la conscience de ses juges, appartenir qu'à un coupable. Le jury le déclara complice, et on le condamna.

Son innocence ne tarda pas à être découverte, les démarches nécessaires à la révocation de l'arrêt de la Cour royale furent faites ; il fut élargi.

Une fois sorti de prison, Gillard réclama sa réhabilitation ; la chambre répondit qu'un tel acte ne pouvait être délivré, il établirait un précédent qui amènerait chaque année un nombre de pétitions capable d'absorber une grande partie de la session.

Pendant longtemps Gillard chercha à s'en passer ; mais il ne put jamais trouver d'emploi. Il subissait l'influence du préjugé pour une condamnation injuste, comme si elle eût été méritée. Après avoir vécu des bienfaits de la famille royale, Gillard, garçon plein de cœur et de sentiments loyaux, pour avoir obéi à l'impulsion d'une nature aimante et généreuse à l'excès, se vit obligé de quitter son pays et les siens, et d'aller demander à l'étranger une existence problématique.

Ces conséquences malheureuses d'une fausse appréciation, faite d'après les théories ou les dogmes que tout homme se pose sur le seul examen de sa propre nature, doit prouver aux yeux de tous l'importance de l'étude approfondie de la science phrénologique.

Tenons-nous-en là des exemples que nous pouvons citer afin de prouver la possibilité d'un système de réforme sur un grand nombre de sujets, et revenons à la question principale. Voyons, pour la catégorie des condamnés où nous pensons cette réforme possible, sur quelle base doit s'appuyer l'éducation pénitentiaire.

Ce serait méconnaître étrangement l'état moral de notre patrie, que de croire applicable en France le système pénitentiaire introduit en Suisse et aux États-Unis d'Amérique. Quand chez un peuple les principes fondamentaux

de l'ordre social n'ont plus sur l'opinion une absolue
puissance; quand, après avoir été discutés, critiqués, ils
n'inspirent plus le respect et l'amour qui faisaient leur
force, une réforme devient impossible; les plus sages institutions demeurent infécondes et stériles, faute d'une
idée morale qui, dominant tous les faits sociaux, leur imprime un caractère véritable, et leur donne une autorité
incontestée.

« En Amérique, dit M. de Tocqueville, ce mouvement
qui a déterminé la réforme des prisons a été essentiellement religieux. Ce sont des hommes religieux qui ont conçu
et accompli tout ce qui a été entrepris; ils n'agirent pas
seuls; mais ce sont eux qui par zèle donnèrent l'impulsion
à tous et excitèrent ainsi dans les esprits l'ardeur dont
eux-mêmes étaient animés. Aussi la religion est-elle encore
aujourd'hui, dans toutes les prisons nouvelles, un des
éléments fondamentaux de la discipline et de la réforme.
C'est son influence qui produit toutes les régénérations
complètes, et même à l'égard des réformes moins profondes nous avons vu qu'elle contribue beaucoup à les
faire obtenir. Il est à craindre qu'en notre patrie cette assistance ne manque au système pénitentiaire.

« En général, les condamnés, chez nous, n'ont pas des
dispositions aussi favorables qu'en Amérique; et en dehors
de la prison, l'ardeur du zèle religieux ne se rencontre
guère que dans les ministres du culte.

« Sortis du pénitentier, l'influence de la religion dispa-
raîtrait; resterait la philantropie pour réformer les criminels. On ne peut contester qu'il n'y ait chez nous des
hommes généreux qui, doués d'une sensibilité profonde,
sont ardents à soulager toutes les misères et à guérir
toutes les plaies de l'humanité. Jusqu'à présent, leur attention, exclusivement occupée du sort matériel des prisonniers, a négligé un intérêt plus précieux, celui de leur
réforme morale; on conçoit cependant très-bien qu'appe-

lés sur ce terrain, leur bienfaisance ne se ferait pas longtemps attendre, et quelques succès naîtraient sans doute
de leurs efforts. Mais ces hommes, sincèrement philan-
thropes, sont rares. Le plus souvent, la philanthropie
n'est chez nous qu'une affaire d'imagination ; on lit la vie
d'Howard, dont on admire les vertus philanthropiques, et
l'on trouve qu'il est heureux d'aimer comme lui d'humanité ; mais cette passion, qui naît dans la tête, n'arrive
pas toujours jusqu'au cœur, et va souvent s'éteindre dans
un article de journal.

« Il y a donc dans nos mœurs et dans l'état actuel des
esprits en France, des obstacles moraux contre lesquels le
système pénitencier aurait à lutter s'il était établi tel qu'il
existe aux États-Unis. Ces obstacles que nous signalons
pourront sans doute ne pas exister toujours. Une hostilité
durable de l'opinion publique contre la religion et ses
ministres n'est point chose naturelle, et nous ignorons
jusqu'à quel point une société peut se conduire longtemps
sans le secours des croyances religieuses. Mais ici nous ne
devons point devancer le présent ; et parmi les obstacles
actuellement existants, qui nuiraient au système pénitentiaire en France, celui que nous venons de signaler est
sans contredit un des plus graves. »

Nous ne croyons pas avec M. de Tocqueville que l'influence de la religion soit tout à fait nulle en France aujourd'hui. Le besoin d'une croyance est tellement inné en
nous, qu'il ne peut mourir entièrement. Au jour du mal-
heur, l'homme le retrouve dans les replis les plus profonds
de son cœur. Nous disons seulement qu'elle n'est peut-
être pas assez puissante pour amener à elle seule un résultat : nous pensons qu'elle a besoin d'un auxiliaire ; cet
auxiliaire, qui malheureusement a été trop négligé jusqu'ici, est la famille ; il est d'un puissant secours, et sa
portée morale est haute. Son influence en effet, dans le
cas qui nous occupe, n'est-elle point double ; elle agit

puissamment sur le moral du coupable, qu'elle ramène à des sentiments tendres et à l'amour du travail; puis elle prédispose à l'indulgence les parents qui voient chaque jour leurs conseils profiter ; elle enlève toute la répulsion qu'on éprouve à rendre au prisonnier libéré sa place au foyer et à l'atelier.

Pour ne point interrompre le cours de nos idées dans l'exposé de ce système pénitentiaire, nous avons omis certains exemples bien faits cependant pour justifier notre manière de voir à ce sujet. Nous les donnons ici, et, sans qu'il soit besoin de préambule, le lecteur saura les rattacher aux lignes précédentes.

Nous avons dit que le manque d'éducation est une des principales causes des délits: ils sont généralement commis par des organisations incomplètes; néanmoins il se trouve de nombreuses exceptions, et l'on rencontre souvent dans les prisons des coupables doués des meilleures facultés; c'est encore le manque de culture, de direction, d'éducation qui les conduit là.

Notre devoir nous ayant attaché pendant longtemps aux maisons de correction, nous avons été à même d'étudier sérieusement cette grave question ; nous avons interrogé presque tous ces malheureux. Nous leur avons demandé l'histoire écrite de leur vie; et, de toutes ces biographies précieusement conservées, et qui toutes ont de grands points de ressemblance, nous choisissons celle de H.... comme résumant à elle seule toutes les autres. Nous la reproduisons en entier et avec son ortographe, afin de n'en point altérer le cachet particulier qui nous a semblé curieux.

« Jàvet 6 a 7 an quend je caumencet à volé, les premier « vol feut che mononcle che qui jai été élevé apres la « mor de mon perre que je ne pas caunu. Je vollé dans son « tirroire lesl iare est jalet joié avec les camarade d'escaul. « l'eut de ten apret je prie les sol les piesse blenche

« pour joié, sependant je donné baucou au pauvre, j'aime
« les entendre dirre que leneveux de M. H. a bon cœur
« est seur tout devant les autre sela mefeset plaisir. (Bien-
« veillance et vanité.) Alor je peuisé tan que je pouvé.
« Mes l'on s'en net apersu et l'on a retiré les clés de par-
« tout dans la boutique.

« Sela ne m'alet pas dutout. Mais sependans comme ja-
« vais vut mon oncle emprendre dans le segreterre il me
« vien lidé de ferre comme lui, mais jenetai pas asé grend
« je prie un fauteuil et je monté deseu, je louvrie mes y
« ni avet que des louis. je ne caunecet pas cet maunet mes
« sependans jenprie 5 est je men feut a lecaule. Un ca-
« marade bien plus malin que moi seur largen maufrit 5
« piesse de 10 sol que je prie pour mes 5 louis, que je ne
« savet pas seque sété. Je revien le soir de lecolle, je vie
« que mon oncle sedispute avec la bonne qu'il aceuset
« davoir volé le 5 louis que javet prie est il lameté ala
« paurte en lui dissant d'aler se faire pendre a-lieur. Mon
« oncle medemende si cété moi qui avet prie les 5 louis.
« l'on m'en montra un, mes jai die que se nété pas moi,
« sependans je recaunesé bien la piesse pour être parielle
« à ceuse que j'avet prie; je die bien toujour que cété pas
« moi. Lelendemien la bonne partie. Sela me fit tan de
« piene que je me getai aux genou de mon oncle et je lui
« die que cété moi qui avet pri l'argen et qu'il rapele la
« bonne cet ce qu'il fit tout desuite, et sitau que je la vie
« je fut bien conten mon a-veux me valu mon pardon.
« Mes les clé fut retiré de partout. »

H. raconte alors comment il s'y prit pour satisfaire son
penchant.

« Une nuit il me vin une idé, je me sui leve tout dou-
« sement, jouvrie ma paurte et sel de mon oncle, est je
« me glisé à set éfet pour prendre dans sa bourse de largen
« et je retourné me couché. Sela ala lonten, mes une nuit
« comme a l'ordiner je me rendé a ma petite ouvrage, il

« ne dormé pas bien ou bien j'ai fait plus de bruit il s'est
« revelier est a crié au voleur. Mai je tenet son pantalon
« je lui jetai sur la figure afien quil ne me vie pas repartir
« à mon lie. Il s'est levé et jai fient de dormier. Il ne me
« die rien du tout. Le lendemien au diné mon oncle dit
« qu'il avet fet un drole de reve et quil alet nous le ra-
« conté. Moi je lécoute bien, et lui feset fiente de ne pas
« ferre atension à moi, et il raconta son conte : cété ce qu'il
« etai arivé dans la nuit. Moi je me mie à rire comme un
« fou, il me demenda si gavet entendu quelque chose, je re-
« pondie que non, peu de ten apres je vaulu recaumecé,
« mes! semefié est il me prie il me mie dans sa cave 2
« jours est il me fiet remonté et lui demendé pardon,
« chose que je nemé pas baucou (orgueil). Je resta tren-
« quil. Sependan un jour le daumestique mavet fet rece-
« voire une punition je lui mie dans son escalier une corde
« en traver a fieu quen descendan il seprene les pied de
« dean est qu'il tombe ce qui ariva le soirre meme.

« A 12 an mon oncle est mort et je men fut chez
« mon grandperre à le caul Militer. Comme il savet la
« vie que javet mené che son fils il retira les clé de par
« tout. Je ne savet pas caument ferre est je cherché les
« moiyen de pouvoire a voire le largen. Il me prie une
« idé. Le contoire a vé trois tiroire dont deux neté pas
« fermé, jaute selui du milieus je passe ma mein parla
« coulise et je tonbe la mein justement dan celle à largen
« blan.

« Sela nala pas lonten un jour je descendé a la cave
« pour la netoiyer. il me prie une idé de mengé de la
« viende salé qui été dan un paut devan moi je ne voulut
« pas en prende dans selui ou lon en prené quend on en
« avet beu soin (circonspection et ruse) j'enprie dans selui
« du fon. Mes quel feut ma surprise en trouvan a la plase
« de la viende des piesse de sen sou. Gen prie et je re-
« monté de suite. Je ne joie plus a lorse, je donné au pau-

« vre des piesse de sen sou a la foi est jageté des bétise.
« Quend je ne pouvet pas avoire au tiroire, je descendé a
« mon tresaur.

« Mon perre se trouve gené, il feut aubligé d'aler a sa
« plamque (cachette), il été ten, quard le paut été a
« mautié. Il voulé me tuer. Je me sauvé ché ma merre
« qui me cacha. Mon perre ariva au cito que moi ché ma
« merre, qui pric le partie de me ferre partir desuite pour
« l'Auvergne.

« Je partie de suite. Mon gran perre ne savet pas sela, il
« me leça tout à l'abendon *je ne lui touché rien*. Je parté
« seul a vec mon chien mon petic fusie dans les fauret est
« les rauché. Souvent il été 11 heures du soire est je ne
« té pas rentré, mon gran perre en voiyé me cherché, et
« on me trouvé endormie au pied d'une rauche. Je m'a-
« soiyé a la brune au pié de la rauche. je me figeurit être
« le cheffe dune bende qui abite la fauret (amour de la
« domination) et a la la longue je mandormie, c'est pour
« coi lon venet me cherché.

« Je reste un an, et au bou je feut ché un fermier de
« mon perre lui demendé 300 fr. est je partie pour Pa-
« ris sans rien dire. »

De retour à Paris, H., se retrouvant dans les mêmes
circonstances, au milieu des sollicitations de ses camarades, se remet à voler sa mère. Par une circonstance fatale, il est pris pour un malfaiteur qui s'enfuyait après
avoir commis son crime. Son innocence ne tarda pas à
lui faire ouvrir les portes de la prison, néanmoins ce séjour suffit pour déterminer la direction de sa carrière,
ainsi qu'on va le voir :

« Les caunaisense que javet fet dans ma prevension me
« servire a me montré a vollé les autre quard jeusqua
« lorse je n'avet vollé que mes paren. »

La narration des nombreux délits de H. pourrait fati-
guer le lecteur; il en ressort qu'il commit plusieurs vols

fort adroits; il joignait quelquefois l'effronterie la plus comique à son audace, témoin ce qu'il dit :

« Un jour que je fu ouvrir une paurte avec une fause « clé, je trouvé la soupe fete, je me sui mis a table et je « prie a vec mon ami un boullion. La femme vien et « moi la voïyan entré, je me sui levé, je la saluée et je « men feu. Le saisissement la fit trouvé mal, car el ne « cria que lontan apré. »

Pour achever de tracer l'étrange caractère de H. il ne me reste qu'un trait à citer. Un jour, accompagné d'un de ses anciens camarades de prison, il déroba une partie de l'éventaire d'une pauvre femme qui, pour un instant, s'en était éloignée. A la vue de ce désastre, elle jeta les hauts cris, pleurant à chaudes larmes la perte de l'unique moyen d'existence que possédait sa famille. H., qui revenait enlever ce qui restait sur l'éventaire, fut attendri par ce spectacle déchirant. » Venez avec moi, dit-il à « cette malheureuse, je vous ferai rendre ce que l'on « vous a pris. » En effet, il la conduisit à la maison où l'attendait son complice. Mais celui-ci ne voulant pas imiter sa générosité, H. l'y contraignit après lui avoir administré nombre de vigoureux coups de poings ; la pauvre femme s'en retourna remportant, non-seulement ce qu'on lui avait dérobé, mais enrichie de tout l'argent que H. avait sur lui.

On remarque dans cette narration une grande intelligence, et chez H... un beau front, surtout dans la partie supérieure où siége la bienveillance (13), ainsi qu'on peut le voir sur le trait suivant, facultés qui n'ont point empêché le malheureux d'arriver au banc des cours d'assises, parce qu'elles ont manqué de direction.

Les enfants commencent comme H... par dérober des bagatelles à leurs parents, puis ils font de mauvaises connaissances dans les maisons où on les renferme ; ils en sortent pour faire partie d'une association parfaitement

réglée contre la bourse ou la propriété des autres ; bientôt
on les reprend, ils sont condamnés, flétris ; désormais
ils ne peuvent rentrer dans le monde, ils n'ont d'autre
ressource pour vivre que le vol, et c'est cette triste nécessité qui les conduit à tous les crimes.

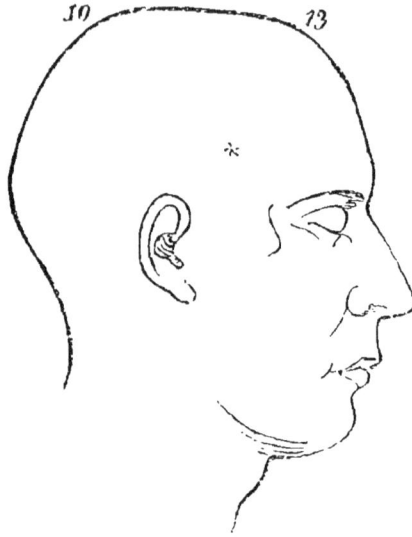

Nous avons parlé d'une association de petits brigands,
disons-en deux mots : elle a son siége à Paris, et elle se
compose de tous les jeunes vauriens de la capitale qui
préludent au crime par de petits vols, de petites espiè-
gleries, et qui viennent dans les prisons faire l'appren-
tissage d'une carrière de duperies et de forfaits. Ils se
connaissent tous entre eux ; ils marchent par bandes, par
pelotons ; ils ont leurs éclaireurs, leurs boucs émissaires ;
ceux-ci vont reconnaître l'ennemi, sonder le terrain, et
font leur rapport au général commandant, qui dirige alors
les opérations de sa troupe d'après les renseignements
qu'il a reçus.

Nous terminerons ici, car si nous entreprenions la phy-

)logie du vol, il nous faudrait des vo'umes; d'ailleurs,
n'en ressortirait toujours que la même conséquence,
:st que, dans cette classe de prolétaires, pour lesquels
vol est devenu une profession, l'impénitence finale est
ie nécessité, un fait; par conséquent, toute tentative
réforme exercée sur eux est non-seulement inutile, mais
nmorale; car non-seulement, comme nous l'avons dit
us haut, elle déterminerait un grand nombre de per-
nnes à se croire le droit de nier l'efficacité d'un remède
r cela seul qu'on l'a appliqué à des natures incurables,
ais parce qu'elle diminuerait les ressources qui, affec-
es aux natures bonnes encore, produiraient les meil-
ırs effets.

De tout ceci, que résulte-t-il? Une réforme dans l'édu-
tion de la famille; une réforme dans la seconde éduca-
ɔn de l'homme. La phrénologie, d'accord avec la morale
l'humanité, lorsque cette réforme est possible, propose
s moyens d'y arriver. Attendons et espérons.

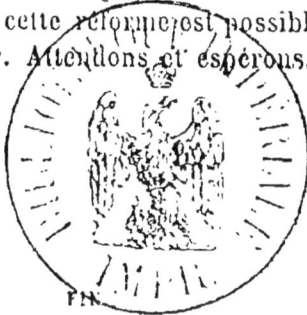

TABLE DES MATIÈRES

Paris. — Imp. de Pillet fil aîné, rue des Grands-Augustins, 5.

www.ingramcontent.com/pod-product-compliance
Lightning Source LLC
Chambersburg PA
CBHW070354090426
42733CB00009B/1421